Jimmy Javier Molina Verdugo
Larry Miguel Torres Criollo

Actualización de neuralgia del trigémino

Jimmy Javier Molina Verdugo
Larry Miguel Torres Criollo

Actualización de neuralgia del trigémino

Revisión sistemática

Editorial Académica Española

Imprint

Any brand names and product names mentioned in this book are subject to trademark, brand or patent protection and are trademarks or registered trademarks of their respective holders. The use of brand names, product names, common names, trade names, product descriptions etc. even without a particular marking in this work is in no way to be construed to mean that such names may be regarded as unrestricted in respect of trademark and brand protection legislation and could thus be used by anyone.

Cover image: www.ingimage.com

Publisher:
Editorial Académica Española
is a trademark of
Dodo Books Indian Ocean Ltd. and OmniScriptum S.R.L publishing group

120 High Road, East Finchley, London, N2 9ED, United Kingdom
Str. Armeneasca 28/1, office 1, Chisinau MD-2012, Republic of Moldova, Europe
Managing Directors: Ieva Konstantinova, Victoria Ursu
info@omniscriptum.com

Printed at: see last page
ISBN: 978-620-0-01228-9

Mi investigación se la dedico en primer lugar a Dios que me ha brindado las fuerzas necesarias para seguir adelante y no rendirme durante el trascurso de mi carrera e internado, por ser quien guía mi camino, mis estudios, por ser el único que me mira a los ojos, que está conmigo cuando estoy solo, él fiel testigo de cuando traigo problemas y estar conmigo cuando todo cae encima y permitirme obtener experiencias que me ayudaron a mejorar como persona y profesional.

A mi amado hogar, pilar fundamentar en mi vida, quienes siempre me han apoyado, han estado ahí a mi lado en los buenos y malos momentos, que me han sabido aconsejar, brindarme amor, respeto e inculcarme valores, ellos que con su infinito amor siempre confiaron en mí y que con su esfuerzo me ayudaron a cumplir mis metas.

A mi tutor el MD. ESP. Larry Torres Criollo, a quien admiro demasiado y considero ser mi mentor, quien durante esta investigación me supo guiar día a día con su paciencia, sabiduría, conocimiento y considero un ejemplo a seguir.

Mi gratitud se igual manera a todos los Docentes de la Universidad Católica que me brindaron grandes conocimientos para convertirme en un excelente ser humano y excelente profesional.

AGRADECIMIENTO

El amor recibido, la dedicación y la paciencia con la que cada día se preocupaba mi madre por mi avance y desarrollo del trabajo de titulación, es simplemente único y se refleja en la vida de su hijo.

Gracias a Dios por la vida de mi familia, también porque cada día bendice mi vida con la oportunidad de ver cada día un amanecer y disfrutar al lado de las personas que sé que más me aman, y a las que yo sé que más amo en mi vida.

A mis padres, Carmen Verdugo Rodríguez y Luis Verdugo Verdugo por ser los principales promotores de mis sueños, gracias a ellos por cada día confiar y creer en mí y en mis expectativas, gracias a mi madre por estar dispuesta a acompañarme cada larga y agotadora noche de estudio, noches en las que su compañía, atención, preocupación y cafés era para mí como agua en el desierto; gracias a mi padre por ser esa persona que me enseño con su ejemplo que todo sueño se lo puede hacer realidad con esfuerzo y dedicación, gracias por cada consejo lleno de sabiduría, por cada una de sus palabras que guiaron mi vida y enseñarme que un padre es quien guía y cría a sus hijos.

A Jair, María, les agradezco por compartir conmigo este arduo camino y hacer de él una experiencia reconfortable y espero ser un ejemplo para ustedes.

A mi dupla perfecta, Pita, testigo fiel de cada noche de estudio y tristezas, bravo lo hicimos.

A Tatiana, Marisol, Daniel y Jorge, por ser el segundo hogar que me recibía siempre con carisma, un plato en la mesa, una conversación, gracias por su amor y apoyo incondicional.

A mis profesores, quienes me han transmitido todo el conocimiento para ser un profesional con propósito, en especial al Doctor Larry Torres, que me ha guiado con sus conocimientos y experiencia de manera desinteresada e incondicional en la realización de esta investigación.

A mi familia y amigos que estuvieron dándome palabras de ánimo, motivación y sobre todo por los momentos bonitos que hemos pasado juntos. De esta etapa universitaria me llevo a unos amigos y futuros colegas extraordinarios.

Actualización de neuralgia del trigémino.

Revisión sistemática

Jimmy Javier Molina Verdugo, Larry Miguel Torres Criollo

Universidad Católica de Cuenca, jjmolinav86@est.ucacue.edu.ec

I.   RESUMEN

Introducción: La neuralgia del trigémino (NT), es una patología que cursa con un intenso dolor, incapacitante, comúnmente es unilateral y afecta con mayor frecuencia a la rama maxilar y mandibular del nervio trigémino. Su etiología es múltiple, por lo cual es fundamental precisar de los métodos diagnósticos y terapéuticos más actualizados y que presenten mayor eficacia. **Objetivo:** Identificar las características clínicas, diagnósticas y terapéuticas actualizadas de la neuralgia del trigémino. **Metodología:** Se ejecutó una revisión sistemática fundamentada en la literatura disponible en portales de datos "PubMed, Science Direct, Scielo, Elsevier, Cochrane, Google académico" desde el 1 de enero del 2018 hasta la actualidad, en donde se incluirá bibliografía que se encuentren entre los cuartiles Q1-Q4 que refleja el índice de impacto de cada revista y niveles de evidencia clasificados mediante la escala de Oxford. El presente estudio se regirá a las recomendaciones de la declaración PRISMA 2020. **Resultados:** Mediante la búsqueda, cribado de literatura científica, se generó una base de datos que proporcione información de calidad, que aporte conocimiento acerca de la neuralgia del trigémino y de esta manera lograr una adecuada identificación y tratamiento de la enfermedad. **Conclusiones:** Mediante la revisión de artículos se llegó a la conclusión que la principal etología es idiopática, seguida por la compresión neurovascular sobre el nervio trigémino. El diagnóstico es clínico mediante los criterios propuestos por la Classification of Headache Disorders en su tercera edición y se suma la resonancia magnética tridimensional potenciada en T2 para la valoración de estructuras nerviosas, en tanto que existen múltiples opciones terapéuticas para lograr mitigar la sintomatología, en donde la terapia farmacológica con carbamazepina continua siendo la primera línea y que en los casos de una baja tolerancia se puede acceder a la terapia quirúrgica, siendo la descompresión microvascular la técnica de elección.

Palabras clave: neuralgia del trigémino, diagnóstico, tratamiento farmacológico, diagnóstico, cirugía para descompresión microvascular

Trigeminal Neuralgia Update.

Systematic Review

II.   ABSTRACT

Introduction: Trigeminal neuralgia (TN) is a pathology characterized by intense unilateral facial pain and commonly affecting the maxillary and mandibular branches of the trigeminal nerve. Its multifactorial etiology makes identifying more current and effective diagnostic and therapeutic methods essential. **Objective:** To identify trigeminal neuralgia's updated clinical, diagnostic, and therapeutic characteristics. **Methodology:** A systematic review was conducted according to the recommendations of the PRISMA 2020 declaration, based on the literature available in data portals "PubMed, Science Direct, SciELO, Elsevier, and Google Scholar" from the last five years, including a bibliography between the Q1-Q4 quartiles reflecting the impact index of each journal and evidence levels classified by the Oxford scale. Results: A database was generated by searching and screening the scientific bibliography to provide quality information and thus achieve a proper identification and treatment of the disease. **Conclusions:** After reviewing the articles, it was concluded that the primary etiology is idiopathic. The diagnosis is clinical according to Headache Disorders Classification criteria in its third edition and three-dimensional T2-weighted magnetic resonance imaging for the assessment of nerve structures; some therapeutic options exist, the carbamazepine considered the first-line pharmacological treatment and the microvascular decompression surgical therapy as an option in cases of low tolerance.

Keywords: trigeminal neuralgia, diagnosis, pharmacological treatment, diagnosis, surgery for microvascular decompression

ÍNDICE

III.   INTRODUCCIÓN

La razón para la revisión de este tema se enfoca en un adecuado diagnóstico y tratamiento eficaz de la neuralgia del trigémino (NT) , estudios mencionados anteriormente exponen la relevancia de la patología en nuestra población y debido a la aparición de nueva información que fundamenta métodos diagnóstico, terapéuticos es aquí en donde recae la importancia de la investigación (1,2,5).

La NT, conocida también como tic douloureux o enfermedad de Forthergill, se encuentra dentro de los trastornos incapacitantes crónicos, que se caracteriza por episodios súbitos de dolor punzante muy intenso (similar a una descarga eléctrica), suele ser unilateral, breve y dura entre 1 segundo hasta 2 minutos, su distribución coincide con una de las ramas trigeminales o inclusive las tres (1,2).

El dolor suele iniciar con estímulos desencadenantes en zonas estratégicas del rostro, que reciben el nombre de zonas gatillo o trigger, dichas zonas poseen relación con la distribución del nervio o sus ramas, el dolor se distribuye en dicho recorrido posterior al estímulo, con excepción de la noche en donde no existe dicho estímulo (3).

La NT constituye el 89% de las neuralgias en general, con un pico de incidencia en la quinta década, cuya prevalencia aumenta con la edad. Dicho trastorno logra afectar la calidad de vida de los pacientes, perturbando así las actividades cotidianas o incluso el dolor suele ser tan intenso y grave, que lleva al paciente a la pérdida de peso, depresión y en ocasiones al suicidio, siendo esta la razón de la importancia del presente estudio (2). Un diagnóstico erróneo suele llevar con frecuencia a un tratamiento inadecuado, con uso de medicación opiácea innecesaria (4,5).

La prevalencia de NT a nivel mundial oscila entre 52 a 76 casos por cada 100.000 personas. La incidencia, en cambio, disminuye notablemente entre 12,6 y 28,9 por cada 100.00 personas. Dichos datos dependen de las comorbilidades de cada paciente, ya que pacientes con migraña su incidencia aumenta notablemente con 136,39 casos por cada 100.000 personas con diagnóstico de migraña. La prevalencia de países europeos, como Suecia, Italia y Alemania, es del 0,28% (6).

En España la incidencia anual es de aproximadamente 2000 casos nuevos, en donde la población con un rango de edad mayor a los 60 años es el más afectado. En Corea la incidencia de NT es de 100 casos por cada 100.000 personas al año, teniendo como media el grupo de edad entre 51 – 59 años (7) (8).

Existen trabajos previos que reflejan la realidad de la enfermedad, a nivel latinoamericano, se han obtenido diversos datos como en Bogotá - Colombia, en donde se obtuvieron 119 historias clínicas con diagnóstico de Neuralgia, de las cuales el 84% correspondía a NT, 11% a posherpética, y el 2,5% en el glosofaríngeo. En México se obtuvo que la incidencia anual, era de 0,038% mediante un estudio retrospectivo y gracias a un estudio que tenía como protagonistas a 60 pacientes se corroboró que el sexo mayormente afecto es el femenino con 55 pacientes (75%) y 18 casos del sexo masculino, la media de edad fue de 55 años. En Ecuador, un estudio realizado en la ciudad de Cañar, reflejo que la neuralgia constituye una de las principales causa de consulta, debido a que en un total de 500 pacientes que acudieron por síntomas neurológicos, 105 casos se trataron de neuralgia (9) (10) (11).

La hipótesis que argumenta la aparición del dolor es desencadenada a través de estímulos mecánicos presentes en el rostro y la mucosa oral ipsilateral al lado del dolor. Los estímulos más frecuentes suelen ser el cepillarse los dientes, hablar, masticar, comer, beber líquidos fríos o calientes, estos hábitos suelen generar temor al paciente con NT, ya que suele relacionarlo con el dolor generado posteriormente (7).

Dichos estímulos desencadenan el dolor entre un 91% al 99% de los casos, considerándose así características patognomónicas de la enfermedad, aunque en ocasiones el dolor suele ser espontáneo. Por esta razón es importante durante el diagnóstico la presencia de un desencadenante, puesto que en su ausencia se podría pensar en patologías como cefalea autonómica del trigémino o incluso una enfermedad craneofacial (1,7).

Inicia con la observación del rostro de la persona afectada, en la cual suele haber un leve parpadeo o movimiento de la boca inconscientemente, estos movimientos suelen aumentar de intensidad durante el ataque de dolor, denominándose así "Tic convulsivo", el dolor debe cumplir criterios propuestos por la ICHD-3 de paroxismos dolorosos en el rostro, cambios morfológicos para coincidir con NT clásica, que en general es la más usual y la que se va a estudiar, sin embargo, existen más variedades cada una con sus criterios diagnósticos (2,16).

En tanto que el tratamiento puede incluir fármacos antiepilépticos/ anticonvulsivantes, siendo estos de primera elección, la cirugía local también se considera una opción, procedimiento que implica la descompresión microvascular, bloqueo periférico, afectación percutánea del ganglio del trigémino, dando buenos resultados al instante con respecto al dolor y en complemento con un tratamiento conservador, aumenta la probabilidad de mejoría (2,3).

IV. METODOLOGÍA

A. DISEÑO

Se realizó una revisión sistemática fundamentada en la literatura disponible en bases de datos médicas relacionadas con el tema, para lo cual se incluirá bibliografía actualizada que se encuentren entre los cuartiles Q1-Q4, que demuestran el índice de impacto de cada revista. La revisión se regirá a las recomendaciones de la declaración PRISMA 2020, también se aplicará la escala de Oxford para designar el nivel de evidencia (NE) de cada estudio.

B. ESTRATEGIA DE BÚSQUEDA

La estrategia de búsqueda se ejecutó con la recolección de información de diferentes bases de datos como son: "PubMed, Science Direct, Scielo, Elsevier, Google académico" desde el 1 de enero del 2018 hasta la actualidad. Para la búsqueda de información se seleccionaron palabras claves obtenidas de la base de datos de MESH y DEDS utilizando conexiones tipo y (AND), o (OR).

Tabla 1. Estrategia de búsqueda detallada

Base de Datos	Estrategia de búsqueda general	Registros Obtenidos
Google académico	Neuralgia del trigémino	1.170
PubMed	AND actualización	17
Science Direct	Neuralgia del trigémino	126
Scielo	OR clínica	10
Scopus	Neuralgia del trigémino	17
Cochrane	AND diagnostico OR	14
Taylor & Francis	tratamiento	21
PROQUEST		48
Total de artículos: 1.423		

Fuente. Elaborado por el autor.

A. CRITERIOS DE SELECCIÓN

La información fue seleccionada de acuerdo con los siguientes criterios:

Criterios de inclusión

- Estudios provenientes de las bases de datos publicados en los últimos 5 años, que coincidan con el tema propuesto.
- Se incluirán estudios que se encuentre entre el cuartil Q1 - Q4, consensos médicos y artículos de casos clínicos.
- Artículos filtrados que cumplan con la escala de Oxford que posean los siguientes niveles de evidencia: 1a, 1b, 1c, 2a, 2b, 2c, 3a, 3b.
- Literatura en español, inglés, alemán y portugués, sin dificultad para su traducción.

Criterios de exclusión

- Estudios que estén en las bases de datos seleccionadas o aquellas que no contengan fuentes fiables y no se encuentren relacionadas con el tema.
- Estudios que no tengan disponibilidad o aquellos duplicados y que no logren cumplir los filtros dados por la escala de Oxford.
- No se incluirá literatura que no se encuentre en ningún cuartil y literatura gris conformada por tesis de pre o posgrado, informes, proyectos.

B. ORGANIZACIÓN Y ANÁLISIS DE LA INFORMACIÓN

Los estudios se organizaron, en primera instancia, mediante un cribado que consiste en la aplicación de los criterios propuestos: así también de acuerdo a las normas propuestas por la declaración PRISMA. Dicho cribado se representará mediante tablas y flujogramas que muestren aquellos artículos con mayor relevancia y que cumplan con los parámetros sugeridos. La Información obtenida se organizará mediante el uso del programa Zotero, para clasificar el texto por autor, revista y resultados, siendo el mismo programa el cual genere la bibliografía correspondiente. El proceso de cribado constara de dos etapas:

1. En primer lugar, se realizó un filtro de aquellos textos que coincidan con la búsqueda, resumen, idioma y se relacionen con los objetivos propuestos:

N°	Base de Datos	Idioma	Numero de artículos
1	PubMed	Inglés: 29	29
2	Science Direct	Inglés: 10	10
3	Scielo	Español: 8	8
4	Scopus	Inglés: 11 Español: 6	17
5	Cochrane	Español: 14	0
6	Google académico	Español: 8	8
7	Taylor & Francis	Inglés: 3	0
8	Proquest	Inglés: 1 Español: 2	4
Total:			59

Fuente. Realizado por el autor.

2. En la segunda fase de cribado, los artículos se seleccionaron mediante el cumplimiento de los criterios de inclusión, escalas .

Gráfico 1. Segundo Cribado

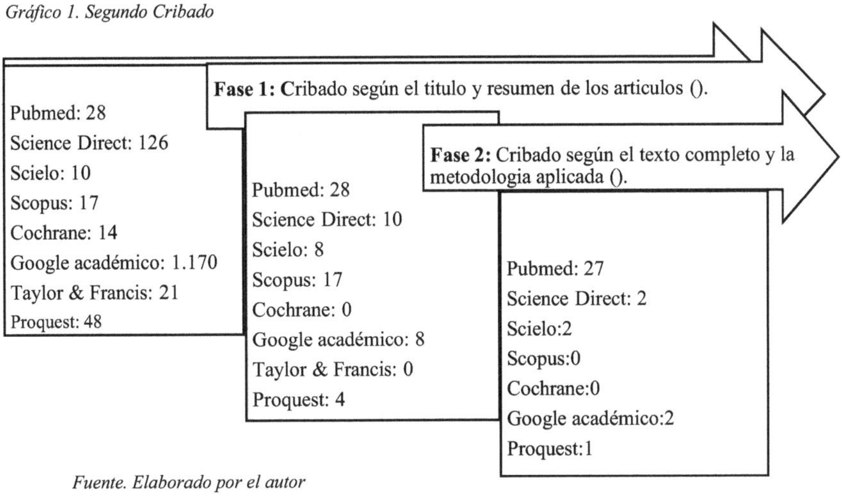

Fuente. Elaborado por el autor

V.   RESULTADOS

Para la presente revisión, después a la aplicación de dos cribados se incluyeron 34 artículos originales, durante el proceso de traducción de su idioma original al español de los documentos seleccionados no hubo complicaciones. Todo esto se sintetiza en el siguiente diagrama.

Gráfico 2. Diagrama de flujo del proceso de selección de las publicaciones.

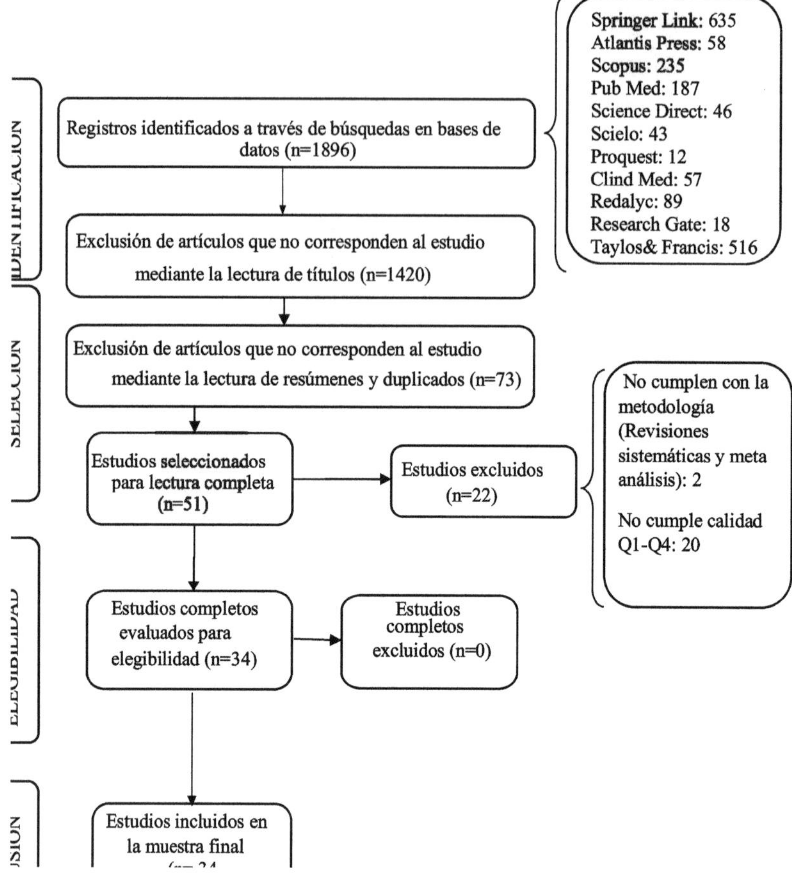

Fuente. Elaborado por el autor

Banco de artículos clasificados según: la base de datos, autores, año de publicación, temática y objetivo.

Tabla 3. Hallazgos relevantes del diagnóstico de neuralgia del trigémino

N° de pacientes	Base de Datos / revista	Autores	Año	Cuartil	Objetivos	Resultados	NE
Consens o	Google Académi co/ Neurocie ncias Journal	G. Latorre Et al. (18)	2021	Q2	Suministrar al personal de salud una serie de recomendaciones prácticas para el adecuado manejo diagnóstico y terapéutico de la NT.	La ICHD-3, basa el diagnóstico de la NT en los criterios propuestos: A. Paroxismos recurrentes de dolor facial unilateral o bilateral en el territorio de distribución de una o más divisiones del nervio trigémino, sin extensión más allá del área de inervación, y que cumple los criterios B y C. B. El dolor tiene todas las características siguientes: dura entre una fracción de segundo y dos minutos, es muy intenso, tiene un carácter eléctrico, punzante, o lancinante. C. El dolor es precipitado por estímulos inocuos sobre el territorio de distribución del nervio afecto. D. Sin mejor explicación por otro diagnóstico de la ICHD-3 El consenso enfoca su diagnóstico en la exploración, en donde los trigger, son puntos que generan el característico dolor, estos puntos proporcionan información acerca de la localización tanto en el territorio doloroso, como zonas contiguas, se recomienda delimitar la zona dolorosa. Los hallazgos imagenológicos mediante resonancia magnética tridimensional ponderada en T2 que usa interferencia constructiva en el estudio de fusión en estado estacionario con la adición de contraste intravenoso es óptimo para visualizar el nervio trigémino en sus segmentos cisternal y cavernoso, en donde alrededor del 58 – 75% de los pacientes tienen una verdadera compresión vascular	III B

					dada principalmente por la arteria cerebelosa superior. Para optimizar su detección de la compresión se recomienda la RM ponderada en T2 3D, RM 3D con contraste de gadolinio T1 y RM en tiempo de vuelo 3D.	
74	PubMed/ EL SEVIER	F. Ruiz-Juretschk ea Et al. (19)	2019	Q2	Describir la utilidad de las secuencias DRIVE 3D ponderadas en T2 en el estudio de las relaciones neurovasculares en el ángulo pontocerebeloso en pacientes con NT	*(tabla)*	IIB

Análisis de contingencia de la compresión neurovascular (CNV)

	CNV observada durante la cirugía			
	SI	NO	TOTAL	Valor P
CNV observada en RM				
SI	n=63	n=1	n=64	0,0001
NO	n=3	n=7	n=10	
TOTAL	n=66	n=8	=74	

Correlación entre RM y hallazgos intraoperatorios

	Valor	IC 95%
Sensibilidad	95%	89,67% -100%
Especificidad	87%	58,33%-100%
Valor predictivo positivo	98%	94,62%-100%
Valor predictivo negativo	70%	36,60%-100%

855	PubMed/ World Journal of Clinical Cases	Chen Liang Et al. (20)	2022	Q2	Determinar el valor diagnóstico de la angiografía por resonancia magnética tridimensional de tiempo de vuelo (3D TOF MRA) combinado con imágenes ponderadas en T2 de alta	La combinación entre 3D resonancia magnética tridimensional de tiempo de vuelo e imágenes ponderadas en T2 de alta resolución, ha demostrado una sensibilidad y especificidad excelentes con un 96% y 95% respectivamente, con un índice de confiabilidad del 95%. Este estudio de imagen es una herramienta eficaz en cuanto a la evaluación preoperatoria del paciente que se va a someter a una descompresión microvascular y confirmar su etiología.	IA

No.	Fuente	Autor	Año	Q	Objetivo	Resultado	Nivel
					resolución (HR T2WI) a juicio de CNV		
73	PubMed/ Journal of Integrative Neuroscience	Mingfang Hu Et al. (21)	2023	Q3	Investigar la asociación de la gravedad de la CNV y la NT mediante la introducción de un sistema de evaluación cuantitativa y establecer el indicador radiológico de DCMV.	La combinación de 3D resonancia magnética tridimensional de tiempo de vuelo y FIESTA ofrece un excelente valor diagnóstico de NT, en los casos de etiología vascular, con una especificidad y sensibilidad del 95,8 % y del 100% respectivamente con un índice de confiabilidad del 95%	IIB
Reporte de caso	PubMed/ World Neurosurgery	Vadim Gospodarev El al (22)	2022	Q2	Demostrar la utilidad de la cisternografía por tomografía computarizada para la evaluación de la NT.	La presencia de un marcapasos contraindicaba el uso de RM como método diagnóstico razón por la cual se optó por una cisternografía por TC, con contraste intravenoso Isovue 370, inyectándose 15 mililitros de contraste en el espacio subaracnoideo. A continuación, se obtuvieron imágenes desde el agujero magno hasta por encima del centro semioval. La cisternografía identificó que la arteria cerebelosa superior derecha comprimía al nervio trigémino. La angiografía ayuda a resaltar estructuras neurovasculares, junto a la cisternografía por TC, crea una fuente de contraste del LCR, sobre el cual los nervios se identifican, imitando una técnica de RM ponderada en T2.	IIIB

Fuente. Base de datos obtenidas por el autor.

Interpretación: El diagnóstico de la neuralgia del trigémino inicia con la clínica, caracterizándose por un dolor paroxístico, incapacitante, que se localiza en la distribución del quinto nervio craneal, suele ser unilateral o bilateral, ante la sospecha clínica y con la orientación diagnostica mediante los criterios de la Clssification of Headache Disorders en su tercera edición, logramos el diagnóstico. Se suma la confirmación y evaluación mediante neuroimágenes en donde se recomienda una combinación de secuencia de alta resolución para mayor eficacia: Resonancia magnética tridimensional potenciada en T2, Resonancia magnética tridimensional potenciada en T1 con contraste de gadolinio y resonancia magnética tridimensional en tiempo vuelo.

Tabla 4. Hallazgos relevantes del tratamiento de neuralgia del trigémino.

N° de pacientes	Base de Datos / revista	Autores	Año	Cuartil	Objetivos	Resultados						NE
						Tratamiento						
						Línea de tratamiento	Fármaco	NE	Dosis inicial	Eficacia		
Consenso	Google Académico/ Neurociencias Journal	G. Latorre, et al. (18)	2021	Q2	Suministrar al personal de salud una serie de recomendaciones prácticas para el adecuado manejo diagnóstico y terapéutico de la NT.	Primera línea	Carbamazepina	(IA)	100-200 mg c/12hrs	50% disminución del dolor en 60-70% de pacientes		III B
							Oxacarbazepina	(IVC)	150mg/ 12hrs	Comparable a CBZ		
						Segunda Línea	Lamotrigina	(II B)	25mg/24 hrs	IV/C		
							Baclofeno	(II B)	5-10mg/8 h	IV/C		
							Gabapentina	IVC	100mg/ 8h	IV/C		
						Otros	Fenitoína	(IV C)	300 y 600 mg al día	IV/C		
						El consenso recomienda la lamotrigina, gabapentina, pregabalina y fenitoína como monoterapia o como complemento de la terapia de primera línea, sin embargo, la evidencia de apoyo fue baja o muy baja. La gabapentina es una opción debido a su mejor tolerabilidad en comparación con agente de primera línea y bajo riesgo de toxicidad hepática o renal.						

6461	Google Académico / Neurociencias Journal	Constant in Tuleasca et al (41)	2019	Q1	Proporcionar un resumen objetivo de la literatura publicada específica para el tratamiento de la neuralgia del trigémino clásica con radiocirugía estereotáctica (RS) y desarrollar recomendaciones de guías de consenso para el uso de RS, respaldadas por la Sociedad Internacional de Radiocirugía Estereotáctica. Radiocirugía (ISRS).	ESTUDIOS			I A
							Gamma Knife RS	LINAC	CyberKnife Rs
						Dosis Max	71,1-90,1 GY	83,3 GY	6 GY
						Respuesta de ausencia de dolor con o sin ajuste de medicación.	Me: 84,8% Med: 85,6% Rango (66,6%-100%)	Me: 87,3% Med: 88,5% Rango (75-100%) P=0,4	Me: 79,3% Med: 79% Rango: 50-100% P=0,42
						Repuesta de ausencia del dolor sin medicación:	Me: 53,1% Med:52,1 % Rango: (28,6-100%)	Me: 49,3% Med: 43,2% Rango (17,3-76%)	Me: 56,3% Med: 58% Rango (40-72%)
						Tiempo para alivio del dolor	Me: 15 - 78 días Med: 28 – 81 días	Me: 10 – 90 días Med: 8,5 – 60 días	No se registro
						Disminución del Dolor en la BNI	Me: 21,7% Med: 19%% P: 0,22	Me: 27,6% Med: 28,5% P:0,22	Me: 29,1% Med: 18,7%

Informe de caso	PubMed/ Revista Española de Anestesiología y Reanimación	M.H. Lima et al. (46)	2019	Q3	Reportar un caso y comprobar la eficacia de la administración de ropivacaína para el tratamiento de la NT.	La rama maxilar del quinto par craneal, atraviesa el ganglio esfeno palatino, la cual posee una ubicación cercana a la cavidad nasal, lo que permite su bloqueo, que se realizó de manera ambulatoria autoadministrado con hisopo ropivacaína al 0,75%, casa 12 h, este método logro una disminución del dolor crónico, en el caso se evidencia una disminución del dolor durante 3 meses, con mejoría de la calidad del sueño.	III B
26	PubMed/ Gaceta Médica	Ramiro López et al (32)	2019	Q4	Presentar los hallazgos quirúrgicos y resultados obtenidos en 26 pacientes con NT, tratados mediante un abordaje arterional mínimamente invasivo para descompresión vascular trigeminal.	*(ver tabla: Efectividad del tratamiento. Hallazgos quirúrgicos)*	IIIA
152	I C		2021	Q2		**Resultados postoperatorios**	I C

Efectividad del tratamiento. Hallazgos quirúrgicos

	Categoría del dolor	Efectividad del tratamiento	Rango de tiempo	Hallazgos quirúrgicos
A	Sin dolor	n =18 69,2%		Arteria n=11 (42,3%) Vena n = 3 (11,5%) Aracnoiditis n = 3 (11,5%) Ninguno n = 1 (3,8)
B	Buen control del dolor	n=7 27%	4 – 36 meses	Arteria n=4(15,4%) Vena n = 0 (0%) Aracnoiditis n = 2 (7,7%) Ninguno n = 1 (3,8)
C	Leve control del dolor	N=1 3,8%		Arteria= 1 (3,8%)

	PubMed/ ELSEVIER	L. Amaya Pascasioa et al. (33)			Analizar los resultados quirúrgicos y la evolución a largo plazo de una serie de pacientes con neuralgia del trigémino tratado mediante descompresión microvascular.	Seguimie nto	Evaluaci ón Inicial	Evaluación Final	Terapia	Valor P	
						43 meses Rango: (6meses 6año)	Alivio del dolor: 97%	Alivio del dolor : 83 % Excelente: n=84 (56%) Satisfactorio: n = 42 (28%) Ausente n=25 (9%)	Monoterapi a: n=84 (56%) Combinació n: n=30 (21%)	P<0,001	
3558	PubMed/ Journal of Pain Research	Huiqun Wuet al. (43)	2019	Q2	Resumir la eficacia y la seguridad del tratamiento de la neuralgia del trigémino (TN) a través de diferentes enfoques de radiofrecuencia, como la radiofrecuencia continua (CRF), la radiofrecuencia pulsada (PRF) y la combinación de CRF y radiofrecuencia pulsada (CCPRF) tratamientos, proporcionando así evidencia clínica de alta calidad para el tratamiento de TN.	**Hallazgos**					IA
						Tasa de éxito entre la guía combinada de radio frecuencia continua y la radiofrecuenci a pulsada.	La guía combinada tuvo una mayor tasa de éxito que la guía simple por imágenes en la primera punción. OR: 3,18 IC:95% (1,58 – 6,49) P = 0,001 < 0,05				
						Eficacia y seguridad entre la vía de la fosa pterigopalatin a frente al foramen oval a través de CRF.	No hubo una diferencia significativa en cuanto a la tasa de eficacia. OR:0,87 IC:95% (0,30 – 2,55) P=0,81 > 0,05				
							La vía pterigopalatina sugiere que era más segura que la vía FO OR:0,06 IC:95% (0,01-0,27) P=0,0003 <0,05				

							Comparación de la eficiencia entre diferentes temperaturas	38-44 °C	Se compararon 2 grupos sometidos a diferentes temperaturas, donde se indica que el grupo de mayor temperatura tiene un mayor efecto en la terapeutica. OR: 0,32 IC:95% (0,14-0,73) P=0,0007 <0,005	
								45-50 °C		
							Complicaciones de diferentes temperaturas	66 °C–80 °C	El grupo con la temperatura más alta, tiene un mayor efecto sobre el tratamiento, mientras que la seguridad de los cuales está disminuyendo. OR: 4,59 IC:95% (3,21-6,54) P=0,00001	
								55 °C–65 °C		
787	PubMed/ Neurociencias Journal	Devi Prasad Patra et al. (42)	2019	Q1	Comparar el resultado general de los pacientes que se sometieron a Gamma Knife RS repetido (GKRS) o MVD después del fracaso de su GKRS primario; los autores lo hacen mediante la realización de una revisión sistemática y un metaanálisis de la literatura y el análisis de los datos de su propia institución.					IB

Comparación

	GKRS REPETIDO	DCMV
N=	N=640	N= 147
Seguimiento	25.8 meses (10-64,5 meses)	28,5 meses (21-46 meses)
Dosis	Primera dosis: 77,8 Gy (73,4-90 Gy) Segunda dosis: 70 Gy (40-90Gy)	
Intervalo	18 meses (8-72 meses)	20 meses (7-45 meses)
Alivio adecuado del dolor	83% IC 95% (0,77-0,88) I2=66%	88% IC 95%: (0,79 – 0,98) I2= 70%
P<0.01 C: 95% (-0,16 a – 0,08) N/S		

						Alivio completo del dolor 1 año	46% IC 95% (0,36-0,56) I2= 84%	72% IC 95%: (0,55-0,90) I2=85%	
							P<0,01 IC: 95% (-0,46 a – 0,04) S		
247	PubMed/ EL SEVIER	Hidetosh i Kasuya et al. (37)	2018	Q2	El abordaje quirúrgico del nervio trigémino involucra las venas conectadas al seno petroso superior y tentorial, y debemos prestar especial atención a estas venas. Investigamos el sangrado intraoperatorio y postoperatorio usando nuestra base de datos.	La descompresión microvascular, conlleva riesgos potenciales de sangrado intraoperatorio y postoperatorio, aun así, no fue lo suficientemente significativo, ya que se logró la curación sin medicación en el 88% de los casos (n=218), con un seguimiento promedio de 4,2 años.			
32	PubMed/ EL SEVIER	Moham med Akbar Hussain et al (40)	2018	Q2	Análisis retrospectivo de datos recopilados prospectivamente de pacientes sometidos a re-DCMV entre 2007 y 2017.	**Resultados de la reexploracion de la DCMV**			IIIA
						Rango de edad	Mejoría	Ninguna mejoría	
						27-70 años (54 años)	N (26) 88% Índice BNPI (1-II)	N (4) 12% Índice BNPI (1V-V)	
7913	PubMed/ Journal of Oral and Maxillof acial Surgery	V. Yuvaraj et al. (47)	2018	Q1	Evaluar la eficacia de la neurectomía periférica en el tratamiento de la NT con respecto al alivio de los síntomas en comparación con los procedimientos neuroquirúrgicos estándar y la duración del alivio del	**Tasas de recurrencia del dolor postquirúrgico**			IB
						Procedimi ento	Alivio del dolor	Duración del alivio (años)	Recurrencia
						Periférico	53.13%	2	15,34%

					dolor y las complicaciones observadas en comparación con los procedimientos neuroquirúrgicos estándar	Percutáneos	62.38%	2.4	18,33%	
						Centrales	76,062%	10	7,81%	
391	PubMed/ Brain and Behavior	Jiang Shan Wei Et al. (27)	2018	Q2	Este metaanálisis se utiliza para sintetizar la evidencia existente para el tratamiento de estas afecciones con toxina botulínica tipo A.	**Resultados Clínicos**				IA
						Los resultaron demuestras que la BTX-A redujo la puntuación del dolor con un seguimiento de 3 meses en comparación al placebo OR: 1,58 IC:95%.				
60	PubMed/ Frontiers in Neurology	Febgzhen Xiong Et al. (44)	2022	Q2	Estudiar la viabilidad clínica de Xper-CT combinado con termocoagulación por radiofrecuencia asistida por láser en el tratamiento de la NT.	**Comparación entre RX con arco en C y navegación asistida por láser en termocoagulación**				IC
						Condición intraoperatoria y postoperatoria	Rayos X en Brazo en C Grupo (n=30)	Navegación Láser Grupo (n=30)	Valor P	
						Tiempo de operación	60 (50,70)	45 (40,50)	<0.001	
						Tiempo total de punción	10 (8.14)	4 (3,7)	<0.001	

| 354 | PubMed/ European Journal of Pain | Gianfrango De Stéfano Et al (25) | 2021 | Q1 | Determinar la tolerancia de la carbamazepina (CNZ)y la oxcarbazepina (OXC). | La punción guiada por rayos X con brazo en C más navegación laser posee un mejor efecto clínico con una disminución del tiempo del procedimiento y disminución de efectos secundarios. | IIB |

Alivio del dolor con la administración de CBZ y OXC

Fármaco	Valor p	Dosis	Rango	Alivio del dolor.	Efectos Adversos
CBZ	p=	800MG	(200-1200mg)	88,3%	N=78 (43,6%)
OXC		900MG	(300-1800mg)	90,9%	N=53 (30,3%)

| 1604 | PubMed/ Frontiers in Neurology | Xin Zhao y Shuyu Ge | 2023 | Q2 | Evaluar la seguridad y la eficacia de la gabapentina frente a la carbamazepina como tratamiento para la neuralgia del trigémino. | | IIA |

Tasas de la gabapentina versus la carbamezepina

	Odds Radio	IC 95%	Valor P
Tasa de eficacia	2,02	1,56 a 2,62	<0,001
Tasa de eventos adversos	0,28	0,21 a 0,37	<0,001
Disminución del dolor (EVA)	-0,46	-0,86 a -0,06	0,03

| 4126 | PubMed/ Alternative Medicine | Zihan Yin Etal (49) | 2022 | Q2 | Comparar y clasificar la eficacia y la seguridad de todas las terapias de acupuntura conocidas en NT a través del metaanálisis en red. | | IA |

Métodos de acupuntura versus medicina convencional

Comparación		Numero	IC 95%	I2	Valor P
M A	C M	9	1,14 (0,48, 1,80)	89%	<0.00001
M A+C M	C M	7	1,19 (0,55, 1,84)	89%	<0.00001

A M+C M	C M	3	1,88 (0,87, 2,90)	85%	0.001
E A+C M	C M	2	1,22 (0,42, 2,02)	30%	0.23
MA+C M	SA+CM	1	1,60 (0,32, 2,88)		0.02

304 — PubMed/ Acupuncture in Medicine — James Q Eswards y Vivien Shaw (50) — 2020 — Q2 — IIB

Evaluar la posición de la acupuntura como herramienta clínica en el tratamiento de la neuralgia del trigémino frente al tratamiento farmacológico actual de primera línea (carbamazepina) y la cirugía más eficaz (descompresión microvascular [DCMV]).

Tasa de eficacia, efectos adversos y costo				
Modalidad	Eficacia	Efectos	Costo (5 años) (£)	Valor p
Acupuntura	86,5%	(22,7%-5,9%)	750	0,088
CBZ	71,7 %	(25,3%-12,6%)	1507,73	
DCMV	79,3 %	(25,0%)	4878,42	

125 — PubMed/ Neurosurgical Review — Di Carlo DT Et al. (35) — 2021 — Q1 — IIIB

Determinar la prevalencia de compresión de la arteria vertebro basilar (VBA) como vaso infractor entre los pacientes que se sometieron a MVD por neuralgia del trigémino y examinar el resultado posoperatorio, diferentes estrategias quirúrgicas, y la tasa de pacientes

Resultado clínico de la descompresión microvascular			
Alivio del dolor	BNI (I – II)	IC 95%	Valor P
96,9%	92,9%	94,3–99,5	<0.01

Hallazgos intraoperatorios y complicaciones postoperatorias		
	Pacientes (n=159)	Tasa IC 95%
Hallazgos intraoperatorios		
Arteria cerebelosa superior	(n=43)	34% (26–43%)

1832	PubMed/ Annals of	Jinwei Wu Et al.	2021	Q2	Evaluar sistemáticamente la eficacia y seguridad de la			
					clasificados como BNI I-II en el último seguimiento.	Arteria cerebelosa anterior inferior	(n=42)	34% (25–42%)
						Arteria cerebelosa postero inferior	(n=5)	4% (1–7%)
						Vena	(n=22)	18% (11-24%)
						Complicaciones postoperatorias tempranas		
						Ataxia cerebelosa	(n=6)	4% (1–7%)
						Diplopía	(n=8)	5% (2–8%)
						Debilidad facial	(n=7)	4% (1–8%)
						Entumecimiento facial	(n=34)	21% (15-28%)
						La discapacidad auditiva	(n=8)	5% (2–8%)
						Complicaciones postoperatorias Tardías		
						Ataxia cerebelosa	(n=4)	3% (05%)
						Diplopía	(n=0)	0% (0%)
						Debilidad facial	(n=0)	0% (0%)
						Entumecimiento facial	(n=21)	13% (8-18%)
						La discapacidad auditiva	(n=8)	5% (2–8%)

Tasa de efectividad posterior al tratamiento con PBC versus DCMV   IB

	palliative medicine	(31)			descompresión microvascular (MVD) y la compresión percutánea con balón (PBC) en el tratamiento de la NT.	Modalidad	n=	Tasa de efectividad	Odds Radio	IC 95%	Valor P	
						PBC	969	82,75%	0,79	0,55–1,13	0,19	
						DCMV	863	97,56%				
2163	PubMed/ Journal of Pain Research	Yan Li Et al. (45)	2019	Q2	Comparar los resultados de descompresión microvascular versus radiofrecuencia en el tratamiento de TN	La comparación entre el RF y DCMV demostró que este último posee menos probabilidad de requerir un procedimiento secundario (RR 0,33, IC 95% 0,19 a 0,56, I2=67%) . La DCMV tenía más probabilidad de efectos adversos (hipoacusia e hipoestesia) (RR 0,27, IC del 95 %: 0,19 a 0,39, I2=0%) .						IIA
144	PubMed/ Chephalalgia	Alberto Muñoz Vendrell Et al. 24	2022	Q1	Evaluar la eficacia y la seguridad de la lacosamida y la fenitoína intravenosa en el tratamiento del dolor agudo de la neuralgia del trigémino	**Efectividad y seguridad de la lacosamida versus la fenitoína en exacerbaciones**						IIIA

Efectividad y seguridad de la lacosamida versus la fenitoína en exacerbaciones

Variables	Lacosamida	Fenitoína	Valor P
Dosis (mg)	180 (50–400)	757 (100–1500)	
Dosis alta(mg)	36 (57,1)	19 (23,5)	0.000
Alivio del dolor	(n=49) 77,8%	(n=59) 72,8%	0.497
Efectos adversos	(n=1) 1,6%	(n=10) 12,3%	0.023
Tiempo de efecto (min)	477.4-640.4	479.2-592.1	0.986
Reingreso a los 6 meses	(n=9/36) 25%	(n=19/13) 68,4%	0.002
Alivio del dolor en el seguimiento	(n=22/36) 61%	(n=3/18) 16,7%	0.003

| 7 | Sience Direct/ Revista Internacional de Acupuntura | Méndez Alonso CM Et al (48) | 2020 | Q4 | Describir la evolución clínica de pacientes con NT con escasa respuesta a los medicamentos, tratados con estimulación de puntos acupunturales, y se determinaron sus efectos sobre la intensidad del dolor. | Hallazgos posteriores a la estimulación de puntos acupunturales. | IIIB |

N=7	Edad (Años)	Intensidad del dolor inicial	Intensidad del dolor a las 12 semanas	Valo r p
5 (Femenino)	59 (34-87)	9,8 ± 0,4	1,3 ± 2,0	<0,0 01
2 (Masculino)				

| 53 | Sience Direct/ EL SEVIER | Enrique Urculo Et al. (36) | 2019 | Q2 | Describir en esos casos una maniobra quirúrgica que llamamos «masaje de la raíz trigeminal». | Resultados de la combinación de la descompresión microvascular + masaje trigeminal | IIIB |

N	Tratamiento	Alivio inmediato	Reaparición	Resultado (Kondo)
(n=10)	DCMV + TRM	100%	No (80%) Si (20%)	Excelente (60%) Bueno (10%) Justo (10%) Pobre (20%)

| 2 | Scielo/ Sociedad española del dolor | Sanabrina Sanchinel y livengood Ordoñez (23) | 2019 | Q4 | Presentar la eficacia de la administración de lincosamida en el tratamiento de la neuralgia del trigémino. | En ambos casos descritos existe una disminución del dolor en la escala analógica del dolor, sin embargo, la misma mejoro con el tratamiento combinado con CBZ (400 mg), razón por la cual fundamenta la efectividad si del tratamiento con LCM, sin embargo, como tratamiento inicial se posee muchas más opciones antes que considerar a la LCM por la primera opción. | IIIB |

| 45 | Pubmed/ El sevier | Santos S et al. (28) | 2020 | Q2 | Servir de guía a aquellos profesionales que quieran aplicar estas técnicas en su actividad asistencial. | El peso de toxina botulínica a una dosis de 75 unidades en 15 puntos en zonas estratégicas de la piel, se ha visto una mejoría del dolor en el 68% de los casos. | IIIB |

Fuente. Base de datos obtenidas por el autor.

Interpretación: La terapia con neuromoduladores del grupo de los bloqueadores de canales de sodio son la primera línea, en donde la carbamazepina posee una eficacia clase I (recomendación A), siendo el tratamiento de primera línea, seguido por la segunda línea conformada por la lamotrigina, baclofeno, gabapentina, pregabalina, que han demostrado una menor tasa en comparación con la primera línea, pero un grado de recomendación menor. Existen otras opciones farmacológicas como la ripovacaina – lidocaína, que suelen ser efectivas en los casos en los que la sintomatología se localice en la zona oral. Cabe considerar, por otra parte, el tratamiento acupuntural, que de acuerdo a los estudios revisados ha logrado niveles aceptables en cuanto a alivio del dolor, menos efectos adversos graves y el bajo consto, se ha vuelto una opción a considerar. En los casos en que la terapia farmacológica no sea suficiente para erradicar la sintomatología o la misma no sea bien tolerada, los procedimientos invasivos son una opción viable, dentro de esta se encuentran los procedimientos percutáneos (termo coagulación, compresión con balón, rizotomia, radiocirugía estereotáctica). Procedimientos como la radiocirugía han logrado niveles elevados de seguridad y eficacia, este tratamiento ha logrado estar a la par de tratamientos como la cirugía de descompresión neurovascular, procedimiento que se indica como la primera opción quirúrgica en los casos de compresión neurovascular, cuyos niveles de eficacia son superiores con respecto a las otras técnicas.

Tabla 5. Hallazgos posteriores al tratamiento.

N° de pacientes	Base de Datos / revista	Autores	Año	Cuartil	Objetivos	Resultados					NE
						Evolución					
						Efectos adversos del tratamiento farmacológico de la NT					
						Línea de tratamiento	Fármaco	NE	Efectos adversos leves	Efectos adversos Graves	
Consenso	Google Académico/ Neurociencias Journal	G. Latorre et al (18)	2021	Q2	Suministrar al personal de salud una serie de recomendaciones prácticas para el adecuado manejo diagnóstico y terapéutico de la NT.	Primera línea	CBZ	(IA)	El 30% desarrollan: Mareo Vértigo Náuseas Somnolencia Cefalea Diplopía Síntomas cognitivos Hiperlipemia Crisis epilépticas (si supresión brusca)	Mielosupresión (controles hematológicos iniciales) Hiponatremia SIADH Dano˜ hepático Anafilaxia Necrólisis epidérmica tóxica Síndrome de Stevens-Johnson Pensamientos suicidas Teratogénesis	III B

			OXC	(IV C)	Similares a CBZ (menos frecuentes)	Similares a CBZ (hiponatremia frecuentemente)
		Segunda Línea	LMT	(II B)	Mareo Náuseas Visión borrosa Ataxia Insomnio Irritabilidad	Exantema Necrólisis epidérmica tóxica Síndrome de Stevens-Johnson
			Baclofeno	(II B)	Somnolencia Mareo Náuseas, vómitos Debilidad Fatiga Efectos anticolinérgicos	Síndrome de abstinencia (similar al de alcohol o benzodiacepinas, incluidas crisis epilépticas) si retirada brusca

						Gabapentina	(IV C)	Mareo Somnolencia Fatiga Ataxia Mioclonías Edemas Aumento de peso	Anafilaxia Pensamientos suicidas Depresión respiratoria	
6461	Google Académico / Neurociencias Journal	Constantin Tuleasca et al (41)	2019	Q1	Los objetivos de esta revisión sistemática son proporcionar un resumen objetivo de la literatura publicada específica para el tratamiento de la neuralgia del trigémino clásica con radiocirugía estereotáctica (RS) y desarrollar recomendaciones de guías de consenso para el uso de RS, respaldadas por la Sociedad Internacional de Radiocirugía Estereotáctica. Radiocirugía (ISRS).	**Evolución posterior al tratamiento.**				I A
							Gamma Knife RS	**LINAC**	**CyberKnife Rs**	
						Tasa de Recurrencia	Me: 24,6% Med: 23%	Me: 32,2% Med: 29%	Me: 25,8% Med: 27,2%	
						Mantenimiento del alivio del dolor	Se reportaron que alrededor del 60% de pacientes poseen alivio del dolor a los 3 años.			
26	PubMed/ Gaceta Médica	Ramiro López et al (32)	2019	Q4	Presentar los hallazgos quirúrgicos y resultados obtenidos en 26 pacientes con NT, tratados mediante un abordaje asterional mínimamente invasivo para	**n (%)**	**Complicaciones temporales**	**Complicaciones Permanentes**		III B
						A	n =18 69,2%	Cefalea n=1 (3,8%) Fistula LCR n=1 (3,8%) Hipoacusia n = 2 (7,7%) HSA n=1 (3,8%) Parálisis facial n= 1 (3,8%)	Hipoacusia n = 1 (3,8%) Tinitus n = 1 (3,8%)	

					descompresión vascular trigeminal.			Síndrome cerebeloso n= 1 (3,8%)					
						B	n=7 27%	Infección de herida n=1 (3,8%) Isquemia cerebral n= 1 (3,8%)			Parálisis facial n= 1 (3,8%) S. Millard-Gublern =1 (3,8%)		
						C	N=1 3,8%	Nistagmos n=1 (3,8%)					
18	PubMed/ ELSEVIER	A. Sanchez-Larsen et al (26)	2019	Q2	Realizar un estudio retrospectivo, abierto, multicéntrico y analizamos el efecto del acetato de eslicarbazepina en la neuralgia del trigémino.	**N**	**Hombres Mujeres**	**Edad media**	**Seguimiento medio**	**Intensidad del dolor (EVA 0 – 10)**	**Intensidad del dolor posterior al tratamiento y paroxismos**	**Evolución**	IB
						1 8	N=3 N=15	65,2 años Rango: (28-92 años)	21,1 días Rango: 7 días – 78 meses	Media: 9,5	Media: 2,5 P < 0,0001 Media: 0,37 p>0,001	N=8(4 4,4%) asintomáticos	
152	PubMed/ ELSEVIER	L. Amaya Pascasioa et al.	2021	Q2	Analizar los resultados quirúrgicos y la evolución a largo plazo de una serie de pacientes con neuralgia del	**Complicaciones y evolución postoperatoria**							
						Complicaciones	Fuja del LCR n=11 (7%) Infección de la herida n= 7 (5%) Valor P=0,6						

					trigémino tratado mediante descompresión microvascular, así como identificar factores pronósticos.		
		(33)					
3897	Pubmed/ neurociru gía	Katherin e Holste et al. (34)	2019	Q1	Describir las tasas y los predictores de la ausencia de dolor después de la descompresión microvascular.	**Evolución del dolor después de la DCMV** El 76% de los pacientes lograron una ausencia del dolor con un seguimiento medio del 1,7+- 1,3 años. **Predictores** **Ausencia del dolor < 5 años** / **Compresión arterial sobre venosa u otra** / **Afectación de la arteria cerebelosa superior** OR= 2,06 / IC= 95% / (1,08-3,95) — OR=3,35 / IC:95% / (1,91-5,88) — OR=2,02 / IC:95% / (1,02-4,03)	IB
787	PubMed/ Neurocie ncias Journal	Devi Prasad Patra et al. (42)	2019	Q1	Comparar el resultado general de los pacientes que se sometieron a GKRS repetido o DCMV después del fracaso de su GKRS primario; los autores lo hacen mediante la realización de una revisión sistemática y un metaanálisis de la literatura y el análisis de los datos de su propia institución.	**Comparación con respecto a los efectos secundarios** **GKRS REPETIDO** / **DCMV** **Entumecimient o facial al año.** — 32% / IC 95%: 0,24-0,40 — 22% / IC 95%: 0,12 – 0,31 **Alivio completo del dolor al año** — 47% — 44%	IB
247			2018	Q2		**Complicaciones intraoperatorias**	IIB

	PubMed/ EL SEVIER	Hidetoshi Kasuya et al. (37)			El abordaje quirúrgico del nervio trigémino involucra las venas conectadas al seno petroso superior y tentorial, y debemos prestar especial atención a estas venas. Investigamos el sangrado intraoperatorio y postoperatorio usando nuestra base de datos.	*(ver sub-tablas abajo)*	
7913	PubMed/ Journal of Oral and Maxillofacial Surgery	V. Yuvaraj et al. (47)	2018	Q1	Evaluar la eficacia de la neurectomía periférica en el tratamiento de la NT con respecto al alivio de los síntomas en comparación con los procedimientos neuroquirúrgicos estándar y (b) la duración del alivio del dolor y las complicaciones	*(ver sub-tablas abajo)*	IIB

Sub-tablas de la fila Hidetoshi Kasuya et al. (37):

N	Sangrado del seno petroso superior	Vena puente hemisférica/seno tentorial			
N=29 (12%)	N=18	N=11			
Complicaciones postoperatorias					
N= 11 (4%)	Hematoma intracerebeloso	Hemorragia subaracnoidea	Hemorragia subdural	SDH supratentorial	Hematoma epidural
	N=2	N=3	N=3	N=2	N=1
Estadio quirúrgico y punto de sangrado					
N=29	Temprano n=(9)	Medio n=9	Tardío n=11		
Características de 247 cirugías con o sin sangrado					

Característica	Sangrado intraoperatorio		Valor P
	Si	No	
	17	79	0,020
Lado izquierdo	17	79	

Sub-tablas de la fila V. Yuvaraj et al. (47):

Complicaciones postoperatorias		
Procedimiento	Complicaciones	Tasa
Periférico	Hipoestesia. Disestesia. Parestesia Alto Requerimiento de analgésicos Paroxismos persistentes varios días después de la neurectomía	39,46%

						Percutáneo	Reflejo corneal disminuido Anestesia dolorosa Debilidad y parálisis del masetero Parálisis permanente del nervio abducens Fuga de LCR Meningitis aséptica Fístula carótida cavernosa	65.42%	
					observadas en comparación con los procedimientos neuroquirúrgicos estándar	Central	Muerte (0,2%) Hipoacusia ipsilateral (1%) Hipoestesia, Tinitus. Parestesia persistente (15,8%)	10,41%	
912	PubMed/ PLOS ONE	Huijuan Chen Et al. (38)	2019	Q1	Identificar los factores de riesgo para el delirio postoperatorio (PODE) en pacientes sometidos a descompresión microvascular (MVD) para el tratamiento de trastornos primarios de los nervios craneales				

Asociación entre factores preoperatorios y delirio posoperatorio — IIA

Variable	PODE (n=221)	Sin PODE (n=691)	OR	IC95%	Valor P
Edad	61,01 ± 11,70	59,17 ± 10,21			0.036
Sexo Masculino	124 (56,1%)	230 (33,3%)	2,66	(1,91-3,71)	< 0.001
Hipertensión	66 (29,9%)	110 (15,9%)	2,25	(1,53-3,30)	<0.001

Asociación entre el tratamiento con carbamazepina (CBZ) y PODE

Variable	PODE (n=221)	Sin PODE (n=691)	Valor P

						Terapia Preoperatoria con CBZ (n %)	182 (82,4%)	506 (73,2%)	0.006	
						Dosis preoperatoria de CBZ (mg)	708,14 ± 68,10	599,49 ± 67,38	<0.001	
						Duración del uso de CBZ (Años)	5,96 ± 0,77	4,94 ± 0,63	<0.001	
						CBZ preoperatorio (µg/mL)	6,11 ± 1,21	5,26 ± 1,05	<0.001	
						CBZ postoperatorio (µg/mL)	1,40 ± 0,18	1,42 ± 0,23	0.127	
						Asociación entre factores posoperatorios y PODE				
						Variable	PODE (n=221)	Sin PODE (n=691)	Valor P	
						Estancia UCI (días)	2,95 ± 1,10	3,04 ± 1,01	0.280	
						Temperatura>38°C (n, %)	27 (12,2%)	84 (12,2%)	0.981	
						Alteración del sueño (n, %)	46 (20,8%)	33 (4,8%)	<0.001	
						Predictores de PODE en pacientes sometidos a DCMV				
						Variable	Coeficiente de regresión	O (95% IC)	Valor P	
						Sexo masculino	0.980	2,66 (1,91–3,71)	<0.001	
						Hipertensión	0.810	2,25 (1,53–3,30)	<0.001	
						Alteración del sueño	1.599	4,95 (2,95–8,29)	<0.001	
310	PubMed/ Journal	Jae Meen Lee Et al	2018	Q1	Los autores investigaron la incidencia, el curso clínico y	**Características demográficas y clínicas**				IIA
						Variable	Total	Parálisis facial tardía		Valor P

#	Fuente	Autor (ref)	Año	Cuartil	Objetivo	Resultados					IC
	of Neurosurgery	(40)			los factores predisponentes asociados con la parálisis facial tardía (DFP) después de la descompresión microvascular (DCMV).			Si (%)	No (%)		
						Sexo (M/F)	102/208	17/28	85/181	0.442	
						Edad (años)					
						Media +-	55,62 ± 10,86	56,76 ± 11,61	55,42 ± 10,74	0.448	
						Rango	24–80	32–80	24–79		
						Espasmo inmediatamente después de DCMV					
						Desaparición	158	33 (20,9)	125 (79,1)	0.007	
						Mejora	143	12 (8,4)	131 (91,6)		
						Sin mejora	9	0	9 (100,0)		
						Agravación	1	0	1 (100)		
						Espasmo en el seguimiento final					
						Desaparición	24–79	44 (15,2)	245 (84,8)	0.765	
						Mejora	17	1 (5,9)	16 (94,1)		
						Sin mejora	2	0	2 (100,0)		
						Agravación	3	0	3 (100,0)		
60	PubMed/ Frontiers in Neurology	Febgzhen Xiong Et al. (44)	2022	Q2	Estudiar la viabilidad clínica de Xper-CT combinado con termo coagulación por radiofrecuencia asistida por láser en el tratamiento de la neuralgia del trigémino.	**Complicaciones Postoperatorias**					IC
						Condición intraoperatoria y postoperatoria	**Rayos X en Brazo en C Grupo (n=30)**	**Navegación Láser Grupo (n=30)**		**Valor P**	
						Entumecimiento facial	14 (46,67)	13 (43,33)		0.79	

						Queratitis	4 (13.33)	1 (3,33)	0.353	
						Debilidad del musculo masticador	2 (6,67)	0 (0,00)	0.492	

Puntuación BNI entre el grupo de Rayos X y el grupo de navegación con laser		
Tiempo		Rayos X en Brazo en C	Navegación Láser
BNI	Preoperatorio	4.267±0.087	4.400±0.087
	24 hrs	1.767±0.118	1.333±0.118
	Tres meses	1.900±0.162	1.600±0.162
	Seis meses	2.233±0.185	1.700±0.185

354	PubMed/ European Journal of Pain	Gianfrango De Stéfano Et al (25)	2021	Q1	Determinar la tolerancia de la carbamazepina (CNZ)y la oxcarbazepina (OXC).		IIB

Evolución de pacientes con NT tratados con CBZ y OXC

Fármaco	Tiempo (meses)	Efectos secundarios (%)	Interrupción del tratamiento (5)	Derivados a cirugía
CBZ	8,5	43,6 (n=78)	29,6 (n=53)	(n=41)
OXC	12	30,3 (n=53)	12,6% (n=22)	

30	Scielo/ Sociedad española del dolor	M. Jiménez Olvera Et al. (29)	2018	Q4	Determinar si la aplicación de radiofrecuencia convencional en el ganglio de Gasser produce modificaciones en la tensión intraocular en pacientes con neuralgia trigeminal primaria de segunda y/o tercera rama.		III B

La tensión intraocular posteriormente a la radiofrecuencia del ganglio de Gasser no se modificó a largo y corto plazo, incrementando su seguridad.

Complicaciones

Complicaciones	Frecuencia	%	Valor P
Disestesias	22	71	0,0010,07,15
Hematoma	14	45,2	

82	ProQuest / Therapeutics and Clinical Risk Management	Huanhuan Zhang Et al. (30)	2022	Q1	Investigar el efecto del bloqueo del ganglio del trigémino sobre el reflejo trigeminocardíaco (TCR) en pacientes ancianos con NT durante la compresión percutánea con balón (CBP).	Efectos sobre la frecuencia cardiaca en el bloqueo del ganglio trigémino.				III B
							Pacientes (n)	Bradicardia moderada (<50lpm)	Bradicardia severa (<40lpm)	Valor P
						Grupo Control	41	4 (9,8%)	7(7,1%)	<0,05
						Grupo estudio	41	4(9,8%)	7(7,1%)	

Fuente: Base de datos obtenidas por el autor.

Interpretación: Se ha visto que cada terapéutica utilizada para la neuralgia del trigémino posee diferentes hallazgos, en el ámbito farmacológico el 30% de los casos logran desarrollar efectos secundarios con la utilización de la primera línea, siendo la principal causa para que los pacientes abandonen dicho tratamiento. En los casos de descompresión microvascular, las complicaciones posquirúrgicas están presentes y por lo general se relaciona con la ejecución de la técnica y directamente con la capacidad del especialista, dentro de este marco algunos eventos en ocasiones son inevitables, eventos los cuales suelen resolverse espontáneamente en paralelismo con la evolución postquirúrgica.

VI.   DISCUSIÓN

El consenso escrito por Latorre G,et al., basa el diagnóstico de la NT en las manifestaciones clínicas, paroxismos de dolor en el recorrido del quinto nervio craneal, una vez exista la sospecha clínica, se debe realizar una búsqueda de causas secundarias, aplicándose los criterios de la Classification of Headache Disorders en su tercera edición (ICHD-3). Aunque el diagnóstico es clínico, se complementa con neuroimágenes logrando determinar el mecanismo, en donde la resonancia magnética (RM) es la elección, sobre todo para descartar etiologías secundarias (neoplasia en el ángulo pontocerebeloso, lesiones desmielinizantes, incluida esclerosis múltiple). Sin embargo debe recalcarse que la clínica es la que predomina y en casos de sospecha de compresión neurovascular (CNV) la neuroimagen es requerida (17) (18).

La modalidad de imagen preferida es la resonancia magnética ya que nos permite obtener imágenes, mapear estructuras nerviosas y vasculares. Los estudios realizados por Latorre G, et al, y Ruiz J, et al., revelan la utilidad de la RM tridimensional ponderada en T2 en la evaluación de la CNV del nervio trigémino, con altos porcentajes de sensibilidad (95%) y especificidad (87%) y logrando determinar la etiología de 63 pacientes establecidos en el estudio. Desafortunadamente al ser estudios con un nivel de evidencia bajo, no permiten una total recomendación de dicha modalidad, sus resultados se pueden observar en la tabla 3 (18) (19).

Un estudio realizado por Chen L, et al., propone que la RM con imágenes ponderadas en T2 en combinación con angiografía por RM tridimensional en tiempo vuelo, logra ser superior en relación a los datos descritos anteriormente, logrando una sensibilidad del 96% y especificidad del 95% en cuanto al diagnóstico de NT. Dentro de este contexto de ideas, el estudio realizado por Mingfang Hu, et al., propone otra combinación de angiografía por RM en tiempo vuelo y técnicas de adquisición de estado estacionario, demostrando la superioridad de esta combinación de imágenes en relación a los mencionados previamente, ya que existe una sensibilidad del 95,8%, especificidad del 100% con un índice de confianza (IC) del 95%, para el diagnóstico de NT de etiología vascular, siendo esta la opción más adecuada para el diagnóstico de NT, los resultados de dichos estudios se reflejan en la tabla 3 (20) (22).

Latorre G y sus colaboradores, describen a la tomografía como un estudio que no posee utilidad en los casos de NT, sin embargo un estudio realizado por Vadim G, et al., describe un caso en el que la RM esta contraindicada por la presencia de un marcapasos, la alternativa que el estudio propone es la cisternografía por tomografía computarizada con contraste intravenoso, en donde se puede evidenciar la compresión neurovascular, que con la angiografía ayuda a resaltar estructuras neurovascular, imitando una técnica de RM ponderada en T2, volviéndose una opción pero sin lograr reemplazar a la RM (18) (22).

Los antecedentes de esta revisión conjuntamente con el consenso escrito por Latorrea y colaboradores basa el tratamiento de la NT en neuromoduladores, siendo la carbamazepina (CBZ) el fármaco de primera línea, en donde el protocolo conlleva una dosis inicial (400 mg) y de mantenimiento con progresión de su dosis, hasta un máximo de 1.600 mg. Su efecto se puede ver potenciado mediante la combinación de fármacos, Sanabrina S en su estudio reporta que la asociación con lincosamida logra mejorar el alivio del dolor (18) (23)

Un estudio realizado por Xin Zhao, et al., evalúa la eficacia y seguridad de la gabapentina frente a la CBZ, mediante la identificación de 18 ensayos clínicos aleatorizados (ECA) con 1604 pacientes, que ponen en contraposición lo descrito anteriormente, ya que los resultados del estudio demostró que el grupo de los pacientes a los que se les administró gabapentina mejoraron su tasa de eficacia y se redujo la aparición de efectos adversos, con un valor P<0,001 y un IC del 95%, demostrando que la gabapentina puede ser superior a la CBZ en relación a la eficacia y seguridad. Por su parte el estudio se ve limitado por la calidad de evidencia del mismo y los ECA utilizados, es por esta razón que la CBZ al estar fundamentada por estudios con mayor relevancia sigue siendo el pilar de tratamiento, teniendo en cuenta alternativas terapéuticas, como las ya mencionadas (18) (24)

De hecho, un estudio realizado por Gianfranco De Stéfano, et al., demuestra la seguridad y eficacia de CBZ y la oxcarbazepina (OXC) a dosis de 800 y 900 mg respectivamente, el estudio incluyo 354 pacientes, demostrando la efectividad de la CBZ, logrando un alivio del dolor en el 88,3% de los casos, sin embargo, se presentaron efectos adversos en un 43,6% de los pacientes, versus el 90% de alivio del dolor en el caso de pacientes que se les administro OXC y que incluso se presentó un porcentaje menor de efectos adversos (30,3%), demostrando así la eficacia de los fármacos, sin embargo la OXC debe ser valorada en los casos de menor tolerancia a la CBZ (18) (25) (26)

La toxina botulínica tipo A (BTX-A), se trata de una potente neurotoxina producida a partir del clostridium botulinumcepas, sustancia que logra inhibir la liberación de acetilcolina de las uniones neuromusculares, ocasionando relajación muscular. Los estudios realizados por Jiangshan Wei, et al., y Santos L, et al. Describen el uso de la BTX-A con una mejoría del dolor en un 68%. Resulta claro que existen múltiples opciones en cuanto al tratamiento de la NT, sin embargo, la que tiene más peso y está fundamentada científicamente es el uso de CBZ como primera línea de tratamiento (18) (27) (28).

En los casos de nula tolerancia o efectividad mínima de la terapia farmacológica, existen opciones invasivas. Latorre, et al., Jiménez M y Jingewi Wu, describen la compresión percutánea con balón como una opción terapéutica guiada bajo rayos X, en donde el balón logra destruir neuronas anormales y estos estudios coinciden en que dicho procedimiento es el método de elección en cuanto a los procedimientos percutáneos, con una eficacia del 96%. En el mismo estudio realizado por Jingewi Wu, et al, compara este método con la descompresión microvascular (DCMV), reportando una tasa de efectividad significativa, pero inferior al 97,56% de efectividad dado por la DCMV, dando mayor peso a la utilidad de técnicas centrales como la DCMV, demostrando una mayor eficacia (29) (30) (31).

La DCMV, es una técnica quirúrgica que se aplica en los casos de una verdadera compresión microvascular. La técnica quirúrgica inicia colocando al paciente en posición prona, con la cabeza girada hacia al lado opuesto y el cuello ligeramente flexionado, el hombro ipsilateral se fija hacia abajo y hacia delante, la cabeza es fijada con el cabezal de Mayfield y se gira 45 grados contra lateralmente al lado afectado, se inclina la mesa para lograr elevar la cabecera y bajo anestesia general, mediante craneotomía de fosa posterior de 2 – 3cm, identificado ya el nervio se procede a movilizar el vaso para tras posicionarla y que esta se separe del nervio, para impedir que se aproximen las estructuras se colocan fragmentos de teflón y se puede fijar con pegamento de fibrina, la descompresión posee una eficacia del 92% logrando reducirse hasta un 77% en los próximos años, esta técnica logra un control del dolor del 96% (18) (32) (33).

Autores como Ramiro L, et al., Amaya L, et al., describen en sus estudios un porcentaje elevado de alivio del dolor en un 97% con un seguimiento de 6 meses posteriores a la DCMV, logrando disminuir a un 83% a los 43 meses de su seguimiento. Di Carlo et al., y Alvaro C et al., en sus estudios demuestran lo sustentado anteriormente, demostrando una eficacia de la DCMV del 96,7% porcentaje similar al expuesto por estudios previos. Urculo E et al., en su estudio plante el acompañar a la DCMV con un masaje de la raíz trigeminal sin necesidad de colocación de material, sin embargo, sus resultados demuestran una recidiva del 40%, descartándose esta opción terapéutica. De esta manera la DCMV se vuelve la opción más optima en cuanto a efectividad y alivio del dolor a corto y largo plazo (33) (34) (35) (36).

Los hallazgos posteriores a la DCMV describen múltiples efectos adversos. Hidetoshi K et al., logro evidenciar la aparición de sangrado intraoperatorio, del seno petroso superior y de la vena puente hemisférica. En cuanto al sangrado postoperatorio se presentó 2 casos de hematoma intraparenquimatoso, 3 casos de hemorragia subaracnoidea, 3 casos de hemorragia subdural, 2 casos de subdural supratentorial, el observar estos datos, son alarmantes y ponen en duda la seguridad de la DCMV, sin embargo, en dicho estudio la resolución de estos efectos fue espontanea con un seguimiento de 4,2 años. En función de lo planteado Zhenhua He et al., y Jae Meen et al., reportaron en sus estudios la aparición de factores de riesgo de delirio postoperatorio (PODE), de los cuales el 24,2% (n=221) lo desarrollaron, de igual manera la aparición de parálisis facial tardía (DFP) posterior a la DCMV, fue descrita en el 50,8% de los pacientes, sin embargo no hubo factores independiente a la DCMV y el desarrollo de dichos efectos adversos, fueron resueltos de manera espontánea, demostrando así la seguridad de la técnica (33) (37) (38) (39).

Hussain M et al., en su estudio, describe que, en los casos de recurrencia posterior a una DCMV, la reintervención es una opción, ya que permite al cirujano diseccionar las adherencias hasta lograr la liberación del nervio y recuperar la anatomía normal. Sus resultados son similares con los estudios descritos anteriormente, ya que logra un alivio del dolor del 87%, logrando una disminución en la espala Barrow Neurosurgical Institute (BNPI) con un seguimiento de 36 meses, demostrando así, que la DCMV en los casos de recidivas es una opción fiable (40).

La radiocirugía estereotáctica es una opción quirúrgica mínimamente invasiva. Costantin T et al., en su estudio aplica una dosis de 71 a 90 Gy para los estudios Gamma Knife (GKS), 83,3 GY para los estudios LINAC y 64,3-80,5 GY para CyberKnife (CKR), en lo esencial la ausencia del dolor con o sin ajuste de la medicación se evidencia en el 85,6%

para los estudios GKS, 88,5% en los estudios LINAC y 79 % en los estudios CKR, demostrando así una superioridad en cuando a la ausencia del dolor los estudios LINAC, sin embargo la tasa de recurrencia se ha visto reflejada con más frecuencia en los estudios LINAC con una media del 32,2% y 25% para los estudios GKS, en conclusión en relación a la tasa de eficacia y seguridad los estudios GKS demuestran ser superiores a los descritos. (18) (41) (42) (43).

Sin embargo, en un estudio realizado por Devi P et al., pone en comparación a la radiocirugía de rayos gamma versus la DCMV, demostrando este último una tasa de alivio del dolor del 88% versus un 83%, inclusive al utilizar otras opciones de radiofrecuencia pulsada sus resultados son inferiores, con el reporte de menores efectos adversos. En este sentido se comprende que la DCMV sigue siendo la opción invasiva más eficaz con reporte de recurrencia menor con respecto a los procedimientos percutáneos (p<00,1) (43) (44) (45) (46).

Nuevas terapias han sido descritas en los últimos años Lima MH et al., describe la utilización de ropivacaína 2 veces al día durante 3 minutos, aplicándose conjuntamente con OXC, logrando una evolución favorable con una disminución del puntaje del dolor 1/10 en escala de EVA, reevaluando así el uso de OXC como una opción a la primera línea (18) (47).

Los estudios realizados por Zihan Y et al., y James W, describen el uso de la terapia acupuntural, sus resultados demostraron una eficacia del 86,5%, reportando efectos adversos en el 22,7% de los casos, estos en comparación a la CBZ y la DCMV, fueron inferiores, sin embargo los paciente tuvieron un mejor apego al tratamiento debido al coste del mismo, después de 5 años, el costo de la acupuntura se estimó en £750, en comparación con £ 1507,73 para la carbamazepina y £ 4878,42 para DCMV, siendo menos estresantes para los pacientes en frente a las demás terapias, actuando así como un efecto placebo y no reportando estadísticas confiables (48) (49) (50)

VII.   CONCLUSIONES

La neuralgia del trigémino se trata de una patología, incapacitante, logrando convertirse en un motivo de consulta frecuente, toma relevancia al presentar una clínica brusca, que afecta de maneral unilateral o bilateral, delimitando el dolor en la zona de recorrido del quinto par craneal y sus respectivas ramas. Su etiología comúnmente es idiopática, en cuanto a los casos secundarios se trata de una compresión neurovascular. Analizados ya los diferentes métodos de diagnóstico, en todos los artículos y estudios revisados, se prioriza la clínica, en donde se suman los criterios diagnósticos propuestos por la ICHD-3. De manera complementaria y en los casos de NT primaria, se ha concluido que el método de imagen más eficaz y que permite la evaluación de estructuras nerviosas es la angiografía por RM en tiempo vuelo y técnicas de adquisición de estado estacionario

 El tratamiento posee varios pilares, la primera línea es dada por la terapia farmacológica, en donde los neuromoduladores del grupo de los bloqueantes de canales de sodio son la primera línea, en donde la CBZ continúa siendo la protagonista de la terapia,

Las opciones quirúrgicas son consideradas en los casos de poca tolerancia a la terapia farmacológica o casos en los que exista una compresión neurovascular significativa, en donde la gran mayoría de estudios demuestran que la descompresión microvascular es la técnica quirúrgica que mayor tasa de eficacia, seguridad y menor aparición de efectos adversos en comparación con las diferentes opciones quirúrgicas, e incluso en los casos de recidivas, la reintervención con esta técnica ha sido bien tolerada por lo pacientes.

Dentro de este contexto la presente revisión tiene como propósito servir como base para diferentes estudios que se enfoquen en métodos y técnicas más específicas, que puedan indagar sobre todo en el diagnóstico y en las opciones terapéuticas, que como se han descrito son múltiples, con diferentes grados de efectividad y seguridad, que deben tenerse en cuenta de manera individual para cada caso.

VIII.   REFERENCIAS

1. Lambru G, Zakrzewska J, Matharu M. Trigeminal neuralgia: a practical guide. Pr Neurol [Internet]. 2021 [citado 3 enero de 2023];21:392-402. Disponible en: https://pubmed.ncbi.nlm.nih.gov/34108244/. DOI: 10.1136/practneurol-2020-002782

2. Cruccu G, Di Stefano G, Truini A. Trigeminal Neuralgia. Ropper AH, editor. N Engl J Med [Internet]. 20 de agosto de 2020 [citado 3 enero de 2023];383(8):754-62. Disponible en: https://pubmed.ncbi.nlm.nih.gov/32813951/. DOI: 10.1056/NEJMra1914484

3. Sanchez Arriaran SL, Gonzalo Párraga R. Descompresión microvascular para el tratamiento de la neuralgia del trigémino. Gac Médica Boliv [Internet]. 2020 [citado 3 enero de 2023];43(1):67-73. Disponible en: http://www.scielo.org.bo/scielo.php?script=sci_arttext&pid=S1012-29662020000100011.

4. Marín Medina DS, Gámez-Cárdenas M. Neuralgia del trigémino: aspectos clínicos y terapéuticos. Acta Neurológica Colomb [Internet]. 27 de diciembre de 2019 [citado 3 enero de 2023];35(4):193-203. Disponible en: http://www.scielo.org.co/pdf/anco/v35n4/0120-8748-anco-35-04-193.pdf

5. Buckcanan Aldair, Mata Milena, Fonseca Karen. Scielo [Internet]. 2020 [citado 22 de noviembre de 2022]. Neuralgia del Trigémino. Disponible en: https://www.scielo.sa.cr/scielo.php?pid=S1409-00152020000100130&script=sci_arttext

6. Bölük C, Türk Börü Ü, Taşdemir M. The Prevalence of Trigeminal Neuralgia in Turkey: A Population-Based Study. Neurol Res [Internet]. 2020 [citado 22 de noviembre de 2022];42(11):968-72. Disponible en: https://pubmed.ncbi.nlm.nih.gov/32662754/. DOI: 10.1080/01616412.2020.1794372

7. Gerwin R. Chronic Facial Pain: Trigeminal Neuralgia, Persistent Idiopathic Facial Pain, and Myofascial Pain Syndrome-An Evidence-Based Narrative Review and Etiological Hypothesis. Int J Environ Res Public Health [Internet]. 1 de octubre de 2020 [citado 22 de noviembre de 2022];17(19):1-20. Disponible en: https://pubmed.ncbi.nlm.nih.gov/32992770/. DOI: 10.3390/ijerph17197012

8. Lee CH, Jang HY, Won HS, Kim JS, Kim YD. Epidemiology of trigeminal neuralgia: An electronic population health data study in Korea. Korean J Pain [Internet]. 2021 [citado 22 noviembre de 2023];34(3):250-61. Disponible en: https://pubmed.ncbi.nlm.nih.gov/34193639/. DOI: 10.3344/kjp.2021.34.3.332

9. León-Corredor M, Fonseca-Rubio MA, Velosa-Porras J, Rodríguez-Ciodaro A, Barrientos-Sánchez S, León-Corredor M, et al. Neuralgia del Trigémino, del Glosofaríngeo y Post-herpética en Pacientes del Hospital Universitario San Ignacio (HUSI) Bogota, Colombia. Int J Odontostomatol [Internet]. septiembre de 2021;15(3):688-93. Disponible en: https://www.scielo.cl/scielo.php?script=sci_arttext&pid=S0718-381X2021000300688

10. Santos-Franco JA, Sandoval-Balanzario M, Álvarez-Vázquez L. Manejo invasivo de la neuralgia del trigémino. Experiencia de 8 años. Rev Médica Inst Mex Seguro Soc [Internet]. 2018 [citado 22 noviembre de 2023];53(1):S80-7. Disponible en: https://www.medigraphic.com/cgi-bin/new/resumen.cgi?IDARTICULO=62928

11. Wong Achi X. Enfermedades neurológicas en atención primaria. Centro de salud de Ingapirca, Ecuador. Neurol Argent. 1 de abril de 2018 [citado 3 enero de 2023];9(2):85-9. Disponible en: https://www.elsevier.es/es-revista-neurologia-argentina-301-articulo-enfermedades-neurologicas-atencion-primaria-centro-S1853002817300198. DOI:10.1016/j.neuarg.2017.02.002

12. Ayele BA, Mengesha AT, Zewde YZ. Clinical characteristics and associated factors of trigeminal neuralgia: experience from Addis Ababa, Ethiopia [Internet]. Septiembre 2020 [citado 3 enero de 2023]. Disponible en: https://pubmed.ncbi.nlm.nih.gov/32883250/. DOI: 10.1186/s12903-020-01227-y

13. Montero AA, Curado AG. Neuralgia del trigémino: Nueva clasificación y tipificación diagnóstica para la práctica clínica y la investigación. Vol. 24, Revista de la Sociedad Espanola del Dolor [Internet]. 2018 [citado 3 enero de 2023]. p. 105-7. Disponible en: https://www.resed.es/neuralgia-del-trigemino-nueva-clasificacion-y-tipificacion-diagnostica-para-la-practica-clinica-y-la-investigacion114?AspxAutoDetectCookieSupport=1. DOI: 10/20986/resed.2016.3483/2016

14. Medrán BCM, Goicoechea García C, Sánchez AL, García MAM. Dolor orofacial en la clínica odontológica. 2019 [citado 3 enero de 2023]. Revista de la Sociedad Sspañola del Dolor [Internet]. Disponible en: https://www.resed.es/dolor-orofacial-en-la-clinica-odontologica721. DOI: 10.20986/resed.2019.3724/2019

15. Fernández Rodríguez B, Simonet C, Cerdán DM, Morollón N, Guerrero P, Tabernero C, et al. Neuralgia del trigémino clásica familiar. Neurología [Internet]. 1 de mayo de 2019 [citado 10 enero de 2023];34(4):229-33. Disponible en: https://pubmed.ncbi.nlm.nih.gov/28347576/. DOI: 10.1016/j.nrl.2016.12.004

16. Latorre G, González-García N, García-Ull J, González-Oria C, Porta-Etessam J, Molina FJ, et al. Diagnóstico y tratamiento de la neuralgia del trigémino: documento de consenso del Grupo de Estudio de Cefaleas de la Sociedad Española de Neurología. Neurología [Internet]. 22 de enero de 2022 [citado 10 enero de 2023]. Disponible en: https://www.sciencedirect.com/science/article/pii/S0213485321002826

17. Alcántara Montero A, Sánchez Carnerero CI. Actualización en el manejo de la neuralgia del trigémino. Med Fam SEMERGEN [Internet]. 1 de mayo de 2018 [citado 10 enero de 2023];42(4):244-53. Disponible en: https://www.elsevier.es/es-revista-medicina-familia-semergen-40-articulo-actualizacion-el-manejo-neuralgia-del-S1138359315003159. DOI:10.1016/j.semerg.2015.09.007

18. Latorre G, González-García N, García-Ull J, González-Oria C, Porta-Etessam J, Molina FJ, et al. Diagnóstico y tratamiento de la neuralgia del trigémino: documento de consenso del Grupo de Estudio de Cefaleas de la Sociedad Española de Neurología. Neurología [Internet]. enero de 2022 [citado 13 noviembre de

2022];S0213485321002826. Disponible en: https://www.sciencedirect.com/science/article/pii/S0213485321002826

19. Ruiz-Juretschke F, Guzmán-de-Villoria JG, García-Leal R, Sañudo JR. Predictive value of magnetic resonance imaging for identifying neurovascular compressions in trigeminal neuralgia. Neurol Engl Ed [Internet]. octubre de 2019 [citado 10 enero de 2023];34(8):510-9. Disponible en: https://pubmed.ncbi.nlm.nih.gov/28549754/. DOI: 10.1016/j.nrl.2017.03.007

20. Liang C, Yang L, Zhang BB, Guo SW, Li RC. Three-dimensional time-of-flight magnetic resonance angiography combined with high resolution T2-weighted imaging in preoperative evaluation of microvascular decompression. World J Clin Cases [Internet]. 6 de diciembre de 2022 [citado 10 enero de 2023];10(34):12594-604. Disponible en: https://www.ncbi.nlm.nih.gov/pmc/articles/PMC9791536/. DOI: 10.12998/wjcc.v10.i34.12594

21. Hu M, Zhou W, Shen W, Zhang H, Shen J. A Combination of 3D TOF MRA and FIESTA Predicts Surgery-Needed Primary Trigeminal Neuralgia and Specific Offending Vessels. J Integr Neurosci [Internet]. 26 de octubre de 2022 [citado 10 enero de 2023];21(6):169. Disponible en: https://pubmed.ncbi.nlm.nih.gov/36424742/. DOI: 10.31083/j.jin2106169

22. Gospodarev V, Chakravarthy V, Harms C, Myers H, Kaplan B, Kim E, et al. Computed Tomography Cisternography for Evaluation of Trigeminal Neuralgia When Magnetic Resonance Imaging Is Contraindicated: Case Report and Review of the Literature. World Neurosurg [Internet]. mayo de 2018 [citado 12 enero de 2023];113:180-3. Disponible en: https://pubmed.ncbi.nlm.nih.gov/29477005/. DOI: 10.1016/j.wneu.2018.02.066

23. Sanabria Sanchinel AA, Livengood Ordóñez M de los A. Eficacia de la asociación de Lacosamida en neuralgia del trigémino. Rev Soc Esp Dolor [Internet]. 2019 [citado 15 de junio de 2023]; Disponible en: http://gestoreditorial.resed.es/fichaArticulo.aspx?iarf=223688768-749234412271. DOI: 10.20986/resed.2019.3738/2019

24. Muñoz-Vendrell A, Teixidor S, Sala-Padró J, Campoy S, Huerta-Villanueva M. Intravenous lacosamide and phenytoin for the treatment of acute exacerbations of trigeminal neuralgia: A retrospective analysis of 144 cases. Cephalalgia Int J Headache [Internet]. septiembre de 2022 [citado 15junio de 2023];42(10):1031-8. Disponible en: https://pubmed.ncbi.nlm.nih.gov/35469475/. DOI: 10.1177/03331024221092435

25. Di Stefano G, De Stefano G, Leone C, Di Lionardo A, Di Pietro G, Sgro E, et al. Real-world effectiveness and tolerability of carbamazepine and oxcarbazepine in 354 patients with trigeminal neuralgia. Eur J Pain [Internet]. mayo de 2021 [citado 15 junio de 2023];25(5):1064-71. Disponible en: https://pubmed.ncbi.nlm.nih.gov/33428801/. DOI: 10.1002/ejp.1727

26. Sanchez-Larsen A, Sopelana D, Layos-Romero A, Segura T. Acetato de eslicarbazepina en neuralgia del trigémino. Neurología [Internet]. noviembre de 2020 [citado 11 de agosto de 2023];35(9):669-70. Disponible en:

https://www.elsevier.es/es-revista-neurologia-295-articulo-acetato-eslicarbazepina-neuralgia-del-trigemino-S0213485319301252. DOI:10.1016/j.nrl.2019.10.001

27. Wei J, Zhu X, Yang G, Shen J, Xie P, Zuo X, et al. The efficacy and safety of botulinum toxin type A in treatment of trigeminal neuralgia and peripheral neuropathic pain: A meta-analysis of randomized controlled trials. Brain Behav [Internet]. octubre de 2019 [citado 11 de agosto de 2023];9(10). Disponible en: https://onlinelibrary.wiley.com/doi/10.1002/brb3.1409. DOI: 10.1002/brb3.1409

28. Santos-Lasaosa S, Cuadrado ML, Gago-Veiga AB, Guerrero-Peral AL, Irimia P, Láinez JM, et al. Evidencia y experiencia del uso de onabotulinumtoxinA en neuralgia del trigémino y cefaleas primarias distintas de la migraña crónica. Neurología [Internet]. octubre de 2020;35(8):568-78. [citado 11 de agosto de 2023]. Disponible en:https:https://www.sciencedirect.com/science/article/pii/S0213485317303195 DOI: https://doi.org/10.1016/j.nrl.2017.09.003 0213-4853/

29. Jiménez Olvera M, Badillo Rivero P, Mendiola Roa M de los Á, Villanueva Garduño P, De León García S, Pérez Pérez JF, et al. Cambios en la presión intraocular en pacientes con neuralgia trigeminal sometidos a radiofrecuencia del ganglio de Gasser. Rev Soc Esp Dolor [Internet]. 2018 [citado 15 de junio de 2023]; Disponible en: http://gestoreditorial.resed.es/DOI/PDF/ArticuloDOI_3657.pdf.   DOI: 10.20986/resed.2017.3657/2017

30. Zhang H, Liu M, Guo W, He J, Li J. The Effect of Trigeminal Ganglion Block on Trigeminocardiac Reflex in Elderly Patients with Trigeminal Neuralgia Undergoing Percutaneous Balloon Compression: A Randomized Controlled Study. Ther Clin Risk Manag [Internet]. diciembre de 2022 [citado 11 agosto de 2023];Volume 18:1091-8. Disponible   en: https://pubmed.ncbi.nlm.nih.gov/36530477/.   DOI: 10.2147/TCRM.S373370

31. Wu J, Xiao Y, Chen B, Zhang R, Dai M, Zhang Y. Efficacy and safety of microvascular decompression versus percutaneous balloon compression in the treatment of trigeminal neuralgia: a systematic review and meta-analysis. Ann Palliat Med [Internet]. abril de 2022 [citado 11 de agosto de 2023];11(4):1391-400. Disponible en: https://pubmed.ncbi.nlm.nih.gov/35523747/. DOI:10.21037/apm-21-3901.

32. López-Elizalde R, Reyes-Velasco E, Campero Á, Ajler P, Cornelio-Freer KC, Godínez-Rubí M. Abordaje asterional mínimamente invasivo para descompresión microvascular en neuralgia del trigémino. Gac Médica México [Internet]. 3 de abril de 2019 [citado 11 de agosto de 2023];155(91):2040. Disponible en: https://pubmed.ncbi.nlm.nih.gov/31182878/. DOI: 10.24875/GMM.19005130

33. Amaya Pascasio L, De La Casa-Fages B, Esteban de Antonio E, Grandas F, García-Leal R, Ruiz Juretschke F. Microvascular decompression for trigeminal neuralgia: A retrospective analysis of long-term outcomes and prognostic factors. Neurología [Internet]. mayo de 2021 [citado 11 agosto de 2023];S0213485321000712. Disponible en: https://pubmed.ncbi.nlm.nih.gov/34049739/. DOI: 10.1016/j.nrl.2021.03.009

34. Holste K, Chan AY, Rolston JD, Englot DJ. Pain Outcomes Following Microvascular Decompression for Drug-Resistant Trigeminal Neuralgia: A Systematic Review and Meta-Analysis. Neurosurgery [Internet]. febrero de 2020 [citado 11 de agosto de 2023];86(2):182-90. Disponible en: https://pubmed.ncbi.nlm.nih.gov/30892607/. DOI: 10.1093/neuros/nyz075

35. Di Carlo DT, Benedetto N, Marani W, Montemurro N, Perrini P. Microvascular decompression for trigeminal neuralgia due to vertebrobasilar artery compression: a systematic review and meta-analysis. Neurosurg Rev [Internet]. febrero de 2022 [Citado 11 de agosto de 2023];45(1):285-94. Disponible en: https://pubmed.ncbi.nlm.nih.gov/34309748/. DOI: 10.1007/s10143-021-01606-1

36. Urculo E, Elua A, Arrazola M, Torres P, Torres S, Undabeitia J. Trigeminal root massage in microsurgical treatment of trigeminal neuralgia patients without arterial compression: When, how and why. Neurocir Engl Ed [Internet]. marzo de 2020 [citado 11 de agosto de 2023];31(2):53-63. Disponible en: https://pubmed.ncbi.nlm.nih.gov/31668629/. DOI: 10.1016/j.neucir.2019.07.003

37. Kasuya H, Kuroi Y, Yokosako S, Koseki H, Tani S. Intraoperative and Postoperative Bleeding in Microvascular Decompression for Trigeminal Neuralgia. World Neurosurg [Internet]. octubre de 2018 [citado 11 de agosto de 2023];118:e123-8. Disponible en: https://pubmed.ncbi.nlm.nih.gov/29959070/. DOI: 10.1016/j.wneu.2018.06.139

38. He Z, Cheng H, Wu H, Sun G, Yuan J. Risk factors for postoperative delirium in patients undergoing microvascular decompression. Serra R, editor. PLOS ONE [Internet]. 18 de abril de 2019 [citado 11 de agosto de 2023];14(4):e0215374. Disponible en: https://pubmed.ncbi.nlm.nih.gov/30998697/. DOI: 10.1371/journal.pone.0215374

39. Lee JM, Park HR, Choi YD, Kim SM, Jeon B, Kim HJ, et al. Delayed facial palsy after microvascular decompression for hemifacial spasm: friend or foe? J Neurosurg [Internet]. agosto de 2018[citado 11 de agosto de 2023];129(2):299-307. Disponible en: https://pubmed.ncbi.nlm.nih.gov/28862543/. DOI:10.3171/2017.3.JNS162869

40. Hussain MA, Konteas A, Sunderland G, Franceschini P, Byrne P, Osman-Farah J, et al. Re-Exploration of Microvascular Decompression in Recurrent Trigeminal Neuralgia and Intraoperative Management Options. World Neurosurg [Internet]. septiembre de 2018 [citado 11 de agosto de 2023];117:e67-74. Disponible en: https://pubmed.ncbi.nlm.nih.gov/29857210/. DOI: 10.1016/j.wneu.2018.05.147

41. Tuleasca C, Régis J, Sahgal A, De Salles A, Hayashi M, Ma L, et al. Stereotactic radiosurgery for trigeminal neuralgia: a systematic review: International Stereotactic Radiosurgery Society practice guidelines. J Neurosurg [Internet]. marzo de 2019 [citado 11 de agosto de 2023];130(3):733-57. Disponible en: https://pubmed.ncbi.nlm.nih.gov/29701555/. DOI: 10.3171/2017.9.JNS17545

42. Patra DP, Savardekar AR, Dossani RH, Narayan V, Mohammed N, Nanda A. Repeat Gamma Knife radiosurgery versus microvascular decompression following failure of GKRS in trigeminal neuralgia: a systematic review and meta-analysis. J Neurosurg [Internet]. octubre de 2019 [citado 11 de agosto de 2023];131(4):1197-206.

Disponible   en: https://pubmed.ncbi.nlm.nih.gov/30485193/. DOI:10.3171/2018.5.JNS18583

43. Wu H, Zhou J, Chen J, Gu Y, Shi L, Ni H. Therapeutic efficacy and safety of radiofrequency ablation for the treatment of trigeminal neuralgia: a systematic review and meta-analysis. J Pain Res [Internet]. enero de 2019 [citado 15 de agosto de 2023];Volume   12:423-41.   Disponible   en: https://pubmed.ncbi.nlm.nih.gov/30697063/. DOI:10.2147/JPR.S176960

44. Xiong F, Zhang T, Wang Q, Li C, Geng X, Wei Q, et al. Xper-CT combined with laser-assisted navigation radiofrequency thermocoagulation in the treatment of trigeminal neuralgia. Front Neurol [Internet]. 2 de agosto de 2022 [citado 15 de agosto de 2023];13:930902. Disponible en: https://pubmed.ncbi.nlm.nih.gov/35983433/. DOI: 10.3389/fneur.2022.930902

45. Li Y, Yang L, Ni J, Dou Z. Microvascular decompression and radiofrequency for the treatment of trigeminal neuralgia: a meta-analysis. J Pain Res [Internet]. junio de 2019 [citado 15 de agosto de 2023];Volume 12:1937-45. Disponible en: https://pubmed.ncbi.nlm.nih.gov/31303785/. DOI:10.2147/JPR.S203141

46. Yuvaraj V, Krishnan B, Therese BA, Balaji TS. Efficacy of Neurectomy of Peripheral Branches of the Trigeminal Nerve in Trigeminal Neuralgia: A Critical Review of the Literature. J Maxillofac Oral Surg [Internet]. marzo de 2019 [citado 3 de julio de 2023];18(1):15-22. Disponible en: https://pubmed.ncbi.nlm.nih.gov/30728686/. DOI:10.1007/s12663-018-1108-1

47. Lima MH, Campos MJ, Valentim A, Paulo L, Rego S, Semedo E. Autoadministración intranasal de anestésico local (ropivacaína) para bloqueo del ganglio esfenopalatino, para tratamiento de neuralgia de la segunda rama del trigémino secundaria a curetaje del seno maxilar: informe de un caso. Rev Esp Anestesiol Reanim [Internet]. octubre de 2019; [citado 5 de agosto de 2023]66(8):447-50. Disponible en: https://www.sciencedirect.com/science/article/abs/pii/S0034935619300672. DOI: https://doi.org/10.1016/j.redar.2019.02.007

48. Méndez-Alonso CM, Cardoso-Suárez T. Tratamiento acupuntural de la neuralgia del trigémino resistente a la farmacoterapia convencional. Estudio retrospectivo. Rev Int Acupunt [Internet]. 1 de abril de 2020 [citado 3 de julio de 2023];14(2):46-52. Disponible en: https://www.elsevier.es/es-revista-revista-internacional-acupuntura-279-articulo-tratamiento-acupuntural-neuralgia-del-trigemino-S1887836920300387. DOI:10.1016/j.acu.2020.03.004

49. Yin Z, Wang F, Sun M, Zhao L, Liang F. Acupuncture Methods for Primary Trigeminal Neuralgia: A Systematic Review and Network Meta-Analysis of Randomized Controlled Trials. Parreira R, editor. Evid Based Complement Alternat Med [Internet]. 21 de febrero de 2022 [citado 23 de agosto de 2023] ;2022:1-26. Disponible   en: https://pubmed.ncbi.nlm.nih.gov/35237333/.   DOI: 10.1155/2022/3178154

50. Edwards JW, Shaw V. Acupuncture in the management of trigeminal neuralgia. Acupunct Med [Internet]. junio de 2021 [citado 11 de agosto de 2023];39(3):192-9.

Disponible en: https://pubmed.ncbi.nlm.nih.gov/32517481/.
DOI:10.1177/0964528420924042

IX. RECOMENDACIONES

Posterior al análisis del estudio, se presentan los siguientes algoritmos para un diagnóstico ágil y tratamiento eficaz de la NT.

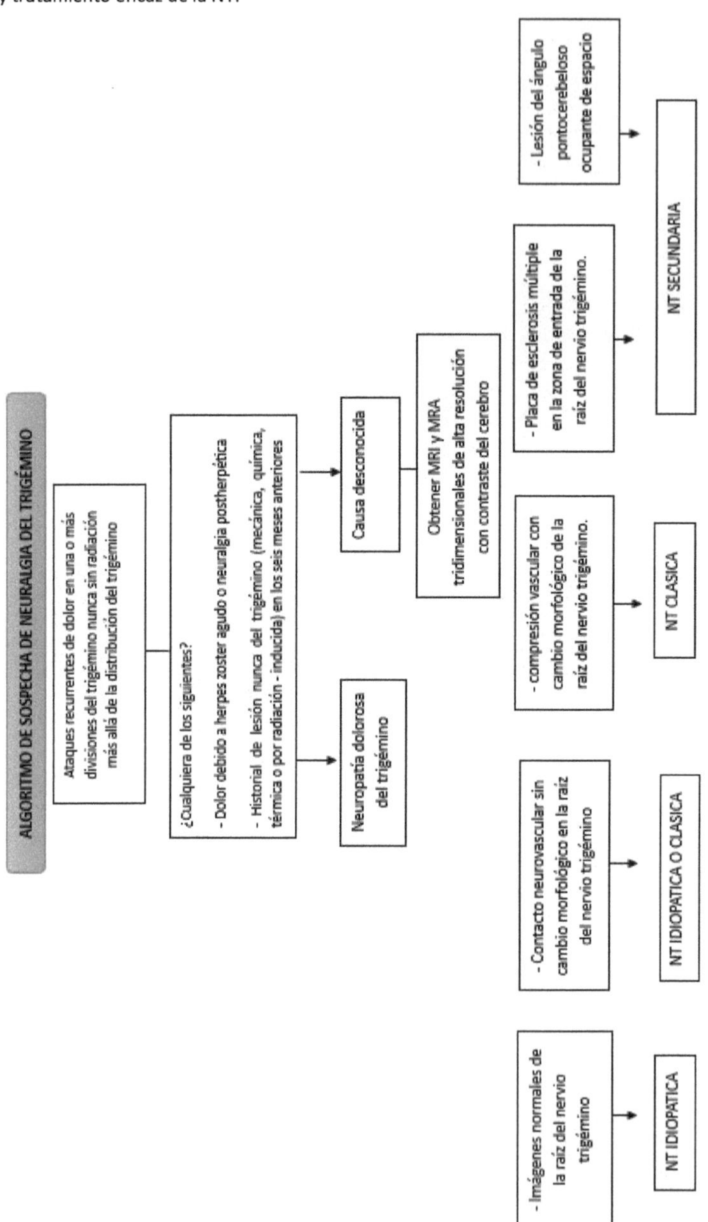

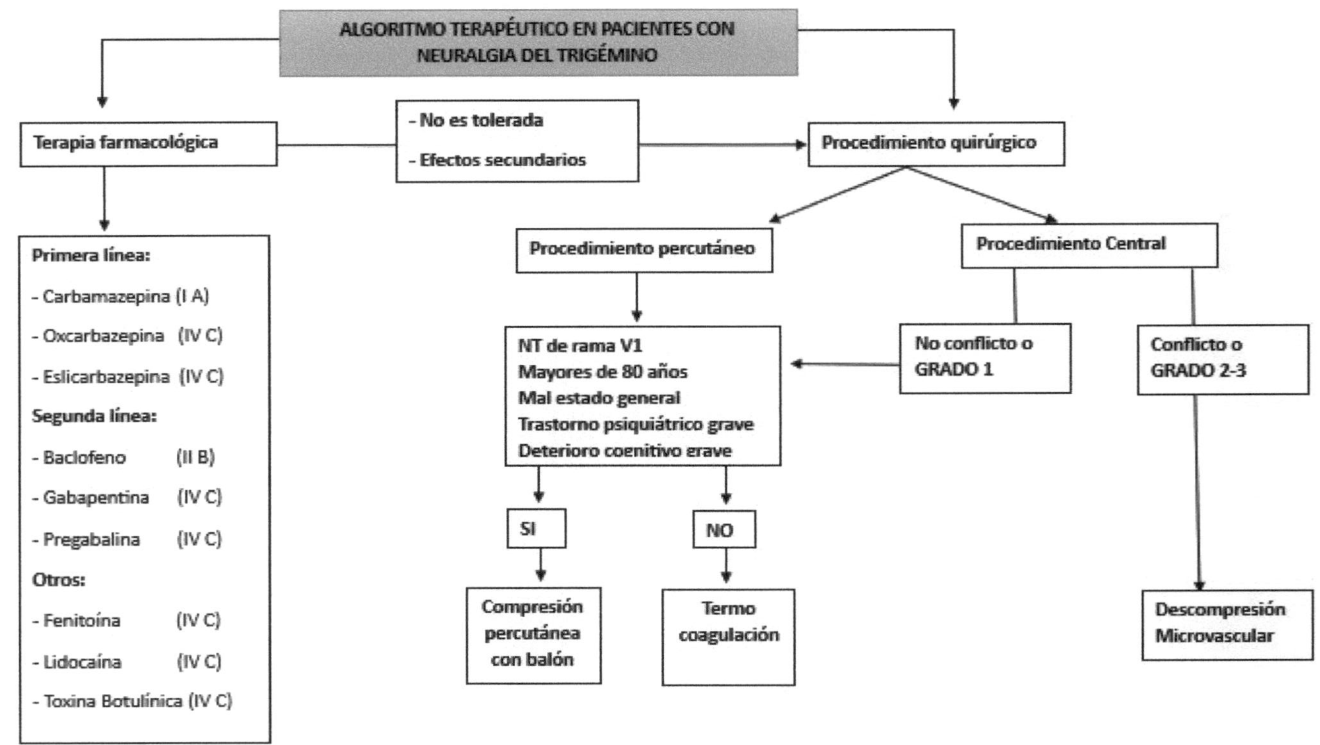

ALGORITMO TERAPÉUTICO EN PACIENTES CON NEURALGIA DEL TRIGÉMINO
Terapia farmacológica
- No es tolerada
- Efectos secundarios
Procedimiento quirúrgico
Primera línea:
- Carbamazepina (I A)
- Oxcarbazepina (IV C)
- Eslicarbazepina (IV C)
Segunda línea:
- Baclofeno (II B)
- Gabapentina (IV C)
- Pregabalina (IV C)
Otros:
- Fenitoína (IV C)
- Lidocaína (IV C)
- Toxina Botulínica (IV C)
Procedimiento percutáneo
Procedimiento Central
NT de rama V1
Mayores de 80 años
Mal estado general
Trastorno psiquiátrico grave
Deterioro coenitivo erave
No conflicto o GRADO 1
Conflicto o GRADO 2-3
SI
NO
Compresión percutánea con balón
Termo coagulación
Descompresión Microvascular

X.   GLOSARIO

NT: neuralgia del trigémino.

ICHD-3: Classification of Headache Disorders en su tercera edición

CNV: compresión neuro vascular.

DCMV: descompresión microvascular

BNI: escala de dolor del Instituto Barrow Neurological

RM: Resonancia magnética.

3D TOF MRA: resonancia magnética tridimensional de tiempo de vuelo.

RS: radiocirugía estereotáctica.

ECA: ensayo clínico aleatorizado.

SMD: standardised mean difference

ISRS: Sociedad Internacional de Radiocirugía Estereotáctica. Radiocirugía.

CRF: radiofrecuencia continua (CRF).

PRF: radiofrecuencia pulsada.

CCPRF: radiofrecuencia continua Y radiofrecuencia pulsada.

PBC: compresión percutánea con balón.

CBZ: carbamazepina.

OXC: oxcarbazepina.

DFP: parálisis facial tardía.

GKS: Gamma Knife RS

CKR: CyberKnife Rs

BTX-A: toxina botulínica tipo A.

VBA: arteria vertebrobasilar.

LCR: Líquido cefalorraquídeo.

PODE: delirio postoperatorio.

MA: acupuntura manual.

AM: acupuntura moxibulsión.

EA: acupuntura electrónica.

FA: acupuntura de fuego.

XI. ANEXOS

ANEXO 1: PROTOCOLO
1. DATOS GENERALES DEL PROYECTO DE TITULACIÓN

TÍTULO:
"ACTUALIZACIÓN DE NEURALGIA DEL TRIGÉMINO. REVISION SISTEMÁTICA"
UNIDAD ACADÉMICA:
Salud y Bienestar
CARRERA:
Medicina
RESPONSABLE(S) DEL PROYECTO:
AUTOR: JIMMY JAVIER MOLINA VERDUGO *DIRECTOR: MD. ESP. LARRY MIGUEL TORRES CRIOLLO*
LÍNEA DE INVESTIGACIÓN DE LA CARRERA *Para información sobre las líneas de investigación, consultar Líneas de Investigación Institucionales, puesta en vigencia mediante Resolución Nro. C.U. 866-2020-UCACUE (29 de abril de 2020).*
Línea de Investigación: Línea 12: Salud y Bienestar por ciclos de vida Sublínea: *Comportamiento en salud individual, familiar y comunitaria.*
TIEMPO DE EJECUCIÓN DEL PROYECTO

Duración del proyecto en meses:	*12 meses*

FINANCIAMIENTO DEL PROYECTO

<table>
<tr><td>Monto total del financiamiento para ejecutar el PROYECTO en dólares de los Estados Unidos de Norteamérica (USD)</td><td>Monto en (USD) $: 295,5</td></tr>
</table>

2. DESCRIPCIÓN DE LA PROPUESTA
2.1. RESUMEN DEL PROYECTO DE INVESTIGACIÓN

Antecedentes: La neuralgia del trigémino (NT), es un trastorno que se caracteriza por un intenso dolor, similar a una descarga eléctrica, suele ser unilateral y afectar con mayor frecuencia a la rama maxilar y mandibular del nervio trigémino. Su etiología suele ser diversa, por lo cual es fundamental precisar de los métodos diagnósticos y terapéuticos más actualizados y que presenten mayor eficacia. **Objetivo:** Identificar las características clínicas, diagnósticas y terapéuticas actualizadas de la neuralgia del trigémino. **Metodología:** Se realizará una revisión sistemática fundamentada en la literatura disponible en bases de datos ", PubMed, Science Direct, Scielo, Elsevier, Cochrane, Google académico" desde el 1 de enero del 2017 hasta la actualidad, para lo cual se incluirá bibliografía actualizada que se encuentren entre los cuartiles Q1-Q4. Para lo cual la revisión se regirá a las recomendaciones de la declaración PRISMA 2020 y los artículos se elegirán según su mejor calidad metodológica de acuerdo a lo propuesto por la escala de Oxford. **Resultados:** Mediante la búsqueda, cribado de literatura científica, se espera la generación de una base de datos que proporcione información de calidad fundamentada científicamente, que aporte conocimiento acerca de la neuralgia del trigémino y de esta manera lograr una adecuada identificación y tratamiento de la enfermedad.

2.2 PALABRAS CLAVE

Neuralgia del trigémino, Diagnóstico, Tratamiento farmacológico, Diagnostico, cirugía para descompresión microvascular.

2.3 PLANTEAMIENTO DEL PROBLEMA Y JUSTIFICACIÓN

La NT constituye el 89% de las neuralgias en general, con un pico de incidencia en la quinta década de la vida, cuya prevalencia aumenta con la edad. Dicho trastorno se asocia frecuentemente con una disminución de la calidad de vida, afectando así actividades cotidianas o incluso el dolor suele ser tan intenso y grave, que lleva al paciente a la pérdida de peso, depresión y en ocasiones al suicidio. Un diagnóstico erróneo suele llevar frecuentemente a un tratamiento inadecuado, con uso de medicación opiácea innecesaria.

A nivel latinoamericano los datos obtenidos se han obtenido diversos datos como en Colombia, específicamente en la ciudad de Bogotá en donde se obtuvieron 119 historias clínicas con diagnóstico de Neuralgia, de las cuales el 84% correspondía a NT, 11% a post herpética, y el 2,5% en el glosofaríngeo. En

México se obtuvo que la incidencia anual, era de 0,038% mediante un estudio retrospectivo y gracias a un estudio que tenía como protagonistas a 60 pacientes se corroboro que el sexo mayormente afecto es el femenino con 55 pacientes (75%) y 18 casos del sexo masculino, la media de edad obtenida de estos pacientes fue de 55 año. En Ecuador, un estudio realizado en la ciudad de Cañar, reflejo que la neuralgia constituye una de las principales causas de consulta, debido a que en un total de 500 pacientes que consultaron por síntomas neurológicos, 105 casos se trataron de neuralgia.

Expuesto la problemática y la realidad de la enfermedad el presente estudio recolectara una serie de estudios de las diferentes bases de datos con el fin de sintetizar la información más relevante y de calidad, enfocándose principalmente en las actualizaciones, diagnóstico y tratamiento de la neuralgia del trigémino.

2.4. MARCO TEÓRICO Y ESTADO DEL ARTE

La neuralgia del trigémino (NT) se ha definido con un dolor facial de característica paroxística que tiene que cumplir con ciertos criterios como: Un dolor por lo general unilateral, donde dicho dolor coincide con el recorrido de una o varias ramas del trigémino, la duración suele ser menor de 2 minutos, de gran intensidad, de carácter punzante similar a descargas eléctricas y no se explica mejor por otro diagnóstico de la ICHD-3.

La NT a nivel mundial, tiende a afectar a 52 - 76 casos por cada 100.000 personas. Estos datos varían dependiendo del sexo, siendo un factor de riesgo el sexo femenino, edad, vinculando a personas mayores a los 50 años y comorbilidades asociadas (2,6). A nivel regional los datos son nulos o escasos, en Ecuador, un estudio expuso datos relevantes con respecto a la NT, en donde 105 pacientes presentaron neuralgia, de una población total de 500 pacientes.

Los tipos de NT depende de la etiología, en el caso de la clásica su principal etiología suele ser la compresión vascular, que en un 80% de los casos suele estar afectada la arteria cerebelosa antero superior, su principal manifestación clínica es el dolor, que coincide con los criterios mencionados. La secundaria o sintomática depende de una causa subyacente como lesiones del ángulo pontocerebeloso, afectación del tronco cerebral, tumores localizados en la fosa media y adenomas hipofisarios que son los más frecuentes, su clínica suele caracterizarse por parestesias, disestesias y dolor. Existen otros síntomas que se asocian a la NT que incluyen el lagrimeo, rinorrea, sialorrea, rubor facial en la zona afectada, alteraciones visuales.

Gatillos y Zonas de disparo

El dolor que padecen los pacientes con NT, tiene la capacidad de desencadenarse a través de estímulos mecánicos presentes en el rostro y la mucosa oral ipsilateral al lado del dolor. Los estímulos más frecuentes suelen ser el cepillarse los dientes, hablar, masticar, comer, beber líquidos fríos o calientes, estos hábitos suelen generar temor al paciente con NT, ya que suele relacionarlo con el dolor generado posteriormente.

Dichos estímulos desencadenan el dolor entre un 91% al 99% de los casos, considerándose así características patognomónicas de la enfermedad, aunque en ocasiones el dolor suele ser espontáneo. Por esta razón es importante durante el diagnóstico la presencia de un desencadenante, puesto que en su ausencia se podría pensar en patologías como cefalea autonómica del trigémino o incluso una enfermedad craneofacial.

Diagnóstico

Inicia con la observación del rostro de la persona afectada, en la cual suele haber un leve parpadeo o movimiento de la boca inconscientemente, estos movimientos suelen aumentar de intensidad durante el ataque de dolor, denominándose así "Tic convulsivo", el dolor debe cumplir criterios propuestos por la ICHD-3 de paroxismos dolorosos en el rostro, cambios morfológicos para coincidir con NT clásica, que en general es la más usual y la que se va a estudiar, sin embargo, existen más variedades cada una con sus criterios diagnósticos.

Tabla 1. Criterios diagnósticos de neuralgia del trigémino (ICHD-3)

<table>
<tr><td>

A. Paroxismos frecuentes de dolor facial unilateral o bilateral en el territorio de distribución de una o más divisiones del nervio trigémino, sin extensión más allá del área de inervación, y que cumple los criterios B y C.

B. El dolor tiene todas las características siguientes:
1. Dura entre una fracción de segundo y dos minutos.
2. Es muy intenso.
3. Tiene carácter eléctrico, punzante, o lancinante.

C. El dolor es precipitado por estímulos inocuos sobre el territorio de distribución del nervio afecto.

D. Sin mejor explicación por otro diagnóstico de la ICHD-3

</td></tr>
</table>

Fuente. Elaborado por el autor

La sensibilidad en la zona afectada no da información relevante, ya que no se afecta. El dolor previo a una maniobra de gatillo es característico de la NT y orienta al médico a su diagnóstico, siendo los disparadores más frecuentes el hablar 59%, lavarse y secarse el rostro 43%, masticar 41%, lavarse los dientes 36%.

El diagnóstico de NT es clínico, pero aun así se logra evaluar la morfología del nervio mediante exámenes de imagen, siendo lo más recomendable la Resonancia Magnética craneal, que se realiza generalmente a pacientes con NT secundaria y que permite descartar diagnósticos. En cuanto al diagnóstico diferencial suelen estar presentes patologías como: cefalea en racimos, hemicránea paroxística.

Tratamiento

El tratamiento ideal en pacientes con NT primaria o idiopática es farmacológico en donde la carbamazepina (Grado de recomendación A), es el fármaco de primera línea, que actúa disminuyendo la frecuencia e intensidad del dolor. El efecto colateral más importante en la somnolencia presente en las primeras 48 horas de tratamiento, hay que tener en consideración efectos adversos graves a largo plazo, como son: anemia aplásica, agranulocitosis, pancitopenia y trombocitopenia. Existen otros fármacos de primera línea, pero de menor grado de evidencia como la oxcarbazepina y la eslicarbazepina.

En los casos agudos, en donde el cuadro aumenta de intensidad y frecuencia, el tratamiento suele consistir en el alivio inmediato del dolor, para lo cual los fármacos más empleados son la fenitoína y lidocaína. En cuanto a los casos crónicos, la duración del tratamiento suele ser de mínimo 6 meses, usando fármacos de primera línea.

En los últimos años, también se ha implementado la toxina botulínica Tipo A (BTX-A) , que actúa bloqueando el acoplamiento de vesículas inter neuronales, inhibiendo así la liberación de neuropéptidos y neurotransmisores, logrando un efecto anti nociceptivo y antiinflamatorio. Provocando la disminución de acetilcolina, sustancia P, glutamato y mediadores proinflamatorios. Por lo tanto, la Toxina botulínica suele ser una opción en pacientes en donde la primera línea falla y se pretende no optar aun por el tratamiento quirúrgico.

Las técnicas quirúrgicas suelen ser una opción en los casos de fallo del tratamiento farmacológico, en donde existen múltiples opciones como la termo coagulación, compresión con balón, gangliólisis y la descompresión microvascular (DCMV), siendo esta última la cirugía de lección (16,17).

La DCMV fue propuesta por Gardner y puesta en desarrollo por Jannetta, en donde se define como compresiones a la distorsión sin indentación (Grado2) e indentación del vaso en el nervio (Grado3), como opciones para la cirugía, la cual consiste en desplazar a la estructura vascular y separarla del nervio. Evitando que exista un contacto nuevamente, se coloca fragmentos microquirúrgicos de teflón que actuara como amortiguación del latido arterial.

La DCMV es una cirugía que no conlleva mayor riesgo, aun así, la aparición de efectos secundarios está presente, siendo las más frecuentes las parestesias (30%), disestesias (20%), anestesia (0,8%) y meningitis (<1-5%). Para lograr una disminución de dichos efectos secundarios, la DCMV endoscópica posee una menor tasa de efectos adversos y una tasa mayor de beneficio en comparación con la técnica abierta.

La evolución de los pacientes con NT, es favorable, si es instaura un tratamiento eficaz y temprano. Aun así, la aparición de secuelas son una realidad, en donde es protagonistas la anestesia dolorosa, debilidad al masticar, dolor miofascial o alteraciones en el habla. Para lo cual se recomienda el tratamiento conservador mediante un dispositivo ortopédico oral. La evaluación del paciente con NT, se realiza cada 3 meses, para evaluar la tolerancia al tratamiento instaurado o en caso de existir exacerbaciones, ver la posibilidad de la combinación o sustitución del tratamiento, una herramienta que ayuda al médico es la escala de dolor del Instituto Barrow Neurological (BNI).

Tabla 2. Escala de dolor del BNI.

Grados	Descripción
I	Completo alivio del dolor sin medicación
II	Algo de dolor, pero sin requerir medicación
III	Corresponde a algo de dolor, pero con adecuado control con medicamentos
IV	Presenta algo de dolor, pero sin control con medicamentos
V	Presenta dolor intenso, pero sin alivio del dolor

Fuente: elaborado por el autor.

2.5. PREGUNTAS DE INVESTIGACIÓN

¿Cuáles son los métodos diagnósticos, terapéuticos más eficaces y recientes con respecto a la neuralgia del trigémino?

2.6. OBJETIVOS
2.6.1. GENERAL
- Identificar las características , clínicas, diagnósticas y terapéuticas actualizadas de la neuralgia del trigémino.

2.6.2. ESPECÍFICOS
- Sintetizar información acerca de la epidemiología y fisiopatología de la neuralgia del trigémino.
- Identificar los métodos diagnósticos y terapéuticos más relevantes y actualizados de la neuralgia del trigémino.
- Elaborar un algoritmo diagnóstico y terapéutico acerca de la neuralgia del trigémino.

2.7. DESCRIPCIÓN METODOLÓGICA

A. DISEÑO

Se realizó una revisión sistemática fundamentada en la literatura disponible en bases de datos médicas relacionadas con el tema, para lo cual se incluirá bibliografía actualizada que se encuentren entre los cuartiles Q1-Q4. La revisión se regirá a las recomendaciones de la declaración PRISMA 2020 (Anexo 1), también se aplicará de Oxford.

B. ESTRATEGIA DE BÚSQUEDA

La estrategia de búsqueda se ejecutará con la recolección de información de diferentes bases de datos como son: "PubMed, Science Direct, Scielo, Elsevier, Cochrane, Google académico" desde el 1 de enero del 2017 hasta la actualidad. Para la búsqueda de información se seleccionaron palabras claves obtenidas de la base de datos de MESH y DEDS utilizando conexiones tipo y (AND), o (OR).

Tabla 3. *Estrategia de búsqueda detallada*

Base de Datos	Estrategia de búsqueda general	Registros Obtenidos
	Neuralgia del trigémino AND	
PubMed	actualización	
Science Direct	Neuralgia del trigémino OR	
Scielo	clínica	
Scopus	Neuralgia del trigémino AND	
Cochrane	diagnostico OR tratamiento	
Google académico		
Total de artículos:		

Fuente: Elaborado por el autor.

C. CRITERIOS DE SELECCIÓN

La información fue seleccionada de acuerdo con los siguientes criterios:

Criterios de inclusión

- Estudios provenientes de las bases de datos publicados en los últimos 5 años, que coincidan con el tema propuesto.
- Se incluirán estudios que se encuentre entre el cuartil Q1 - Q4, consensos médicos y artículos de casos clínicos.
- Artículos filtrados que cumplan con la escala de Oxford que posean los siguientes niveles de evidencia: 1a, 1b, 1c, 2a, 2b, 2c, 3a, 3b.
- Literatura en español, inglés, alemán y portugués, sin dificultad para su traducción.

Criterios de exclusión

- Estudios que estén en las bases de datos seleccionadas o aquellas que no contengan fuentes fiables y no se encuentren relacionadas con el tema.
- Estudios que no tengan disponibilidad o aquellos duplicados y que no logren cumplir los filtros dados por la escala de Oxford.
- No se incluirá literatura que no se encuentre en ningún cuartil y literatura gris conformada por tesis de pre o posgrado, informes, proyectos.

- D. **EXTRACCIÓN DE DATOS**: La información se extraerá mediante la búsqueda en las múltiples bases de datos, teniendo en cuanta las palabras claves, objetivos, criterios de inclusión y exclusión, enfoque de la investigación diseño metodológico, población, variables de estudio, resultados y conclusiones. La calidad de la bibliografía se evaluará mediante en cuartil que pertenezca, así de esa manera se extraerá bibliografía proveniente de revistas con la mayor calidad. La búsqueda de la información se realizará mediante base de datos utilizando las palabras clases y conectores que permitan enfocar el estudio.

58

E. **PLAN DE ANÁLISIS:** La información se organizará y analizará, en primera instancia, mediante un cribado que consiste en la aplicación de los criterios de inclusión y exclusión: así también de acuerdo a las normas propuestas por la declaración PRISMA. Dicho cribado se representará mediante tablas y flujogramas que muestren aquellos artículos con mayor relevancia y que cumplan con los parámetros propuestos. La Información obtenida se organizará mediante el uso del programa Mendeley, para clasificar el texto por autor, revista y resultados, siendo el mismo programa el cual genere la bibliografía correspondiente. El proceso de cribado constara de dos etapas:

En primer lugar, se realizará un filtro de aquellos textos que coincidan con la búsqueda, resumen, idioma y se relacionen con los objetivos propuestos:

Tabla 4. Primer cribado

N°	Base de Datos	Idioma	Numero de artículos
1	PubMed		
2	Science Direct		
3	Scielo		
4	Scopus		
5	Cochrane		
6	Google académico		

Fuente: Realizado por el autor.

3. En la segunda fase de cribado, los artículos serán seleccionados mediante el cumplimiento de los criterios de inclusión, escala de Oxford.

Figura 1. Segundo Cribado

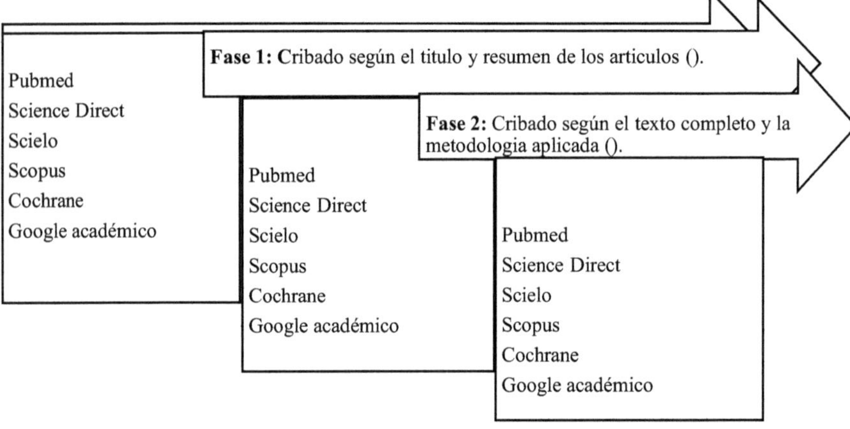

Fuente: Elaborado por el autor

2.8. RESULTADOS ESPERADOS

Se prevé concluir la revisión sistemática con conclusiones que reflejen lo propuesto en los objetivos:

Se logró resumir la epidemiología y fisiopatología de la NT.

Se identificaron los métodos diagnósticos y terapéuticos más relevantes con respecto a la NT.

Se discutieron los resultados obtenidos a fin de lograr la identificación la información más actualizada y relevantes de la NT.

2.9. ASPECTOS BIOÉTICOS Y SOCIALES

No existen conflictos de interés.

3. **DIFUSIÓN DE RESULTADOS**
- *Publicaciones regionales, publicaciones científicas; libros, capítulos de libro.*

4. **PLANIFICACIÓN (CRONOGRAMA DE ACTIVIDADES)**

CRONOGRAMA DE ACTIVIDADES										
No.	**ACTIVIDADES**	**MESES**								
		Enero	**Febrero**	**Marzo**	**Abril**	**Mayo**	**Junio**	**Julio**	**Agos**	**Sep**
	Objetivo Específico 1 Sintetizar información acerca de la epidemiología y fisiopatología de la neuralgia del trigémino.									
1	Actividad 1.1 Lectura de la bibliografía encontrada en las diferentes bases de datos	X								
2	Actividad 1.2 Síntesis de la información revisada previamente.	X								
3	Actividad 1.3 Análisis de la información revisada previamente.		x							
4	Actividad 1.4 Selección de los artículos mediante la realización del diagrama de flujo			x	X					
5	Actividad 1.5 Caracterización de los artículos con su respectiva base de datos				X	X				
6	Actividad 1.6 Elaboración y presentación de la discusión						x	X		
7	Actividad 1.7 Elaboración y presentación de conclusiones y resumen								x	X
	Objetivo Específico 2 Identificar los métodos diagnósticos y terapéuticos más relevantes y actualizados de la neuralgia del trigémino.									
8	Actividad 1.1 Lectura de la bibliografía encontrada en las diferentes bases de datos	X								
9	Actividad 1.2 Síntesis de la información revisada previamente.	X								
10	Actividad 1.3 Análisis de la información revisada previamente.	X								
11	Actividad 1.4 Selección de los artículos mediante la realización del diagrama de flujo		x	x	X					
12	Actividad 1.5 Caracterización de los artículos con su respectiva base de datos				X	X				
13	Actividad 1.6 Elaboración y presentación de la discusión						x	X	X	
14	Actividad 1.7 Elaboración y presentación de conclusiones y resumen									X
	- Objetivo Específico 3 Elaborar un algoritmo									

	terapéutico acerca neuralgia del trigémi									
15	Actividad 1.1 Lectura de la bibliografía encontrada en las diferentes bases de datos	X								
16	Actividad 1.2 Síntesis de la información revisada previamente.	X								
17	Actividad 1.3 Análisis de la información revisada previamente.		x							
18	Actividad 1.4 Selección de los artículos mediante la realización del diagrama de flujo			x	X					
19	Actividad 1.5 Caracterización de los artículos con su respectiva base de datos				X	X				
20	Actividad 1.6 Elaboración y presentación de la discusión							X	X	
21	Actividad 1.7 Elaboración y presentación de conclusiones y resumen									X

5. **PRESUPUESTO**

PRESUPUESTO				
Numero	**Detalle/Ítem**	**Cantidad**	**V. Unitario.**	**V. Total**
1	Papel/resma	3	3	9
2	Solicitud	3	5	15
3	Hoja valorada	10	5	50
4	Tinta	2	4	8
5	Esferos	5	0,3	1.50
6	Copias	600	0.02	12
7	Publicación	1	200	200
Valor Total				295,5

1.   ANEXOS

N de pacientes	Base de datos/revista	Autores	Año	Cuartil	Objetivos	Resultados del estudio	Nivel de evidencia (NE)
1							
2							
3							
4							
5							

ANEXO 2. DIAGRAMA DE FLUJO DEL PROCESO <DE REVISIÓN SISTEMÁTICA

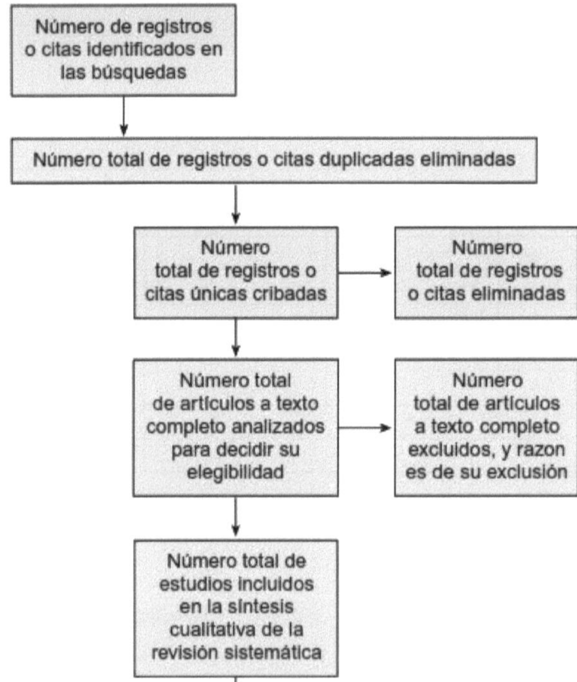

Fuente: Adaptado de Urrútia G, Bonfill X. Declaración PRISMA: una propuesta para mejorar la publicación de revisiones sistemáticas y metaanálisis. Med Clin [Internet]. 2010;135(11):507–511. Disponible en: https://doi:10.1016/j.medcli.2010.01.015

ANEXO 2: ESTUDIO BIBLIOMÉTRICO
a)   Clasificación de los artículos según el idioma

Los 30 artículos seleccionados se encuentran en idioma español e inglés, reflejándose en la siguiente tabla:

Gráfico 3. Clasificación de artículos según el idioma.

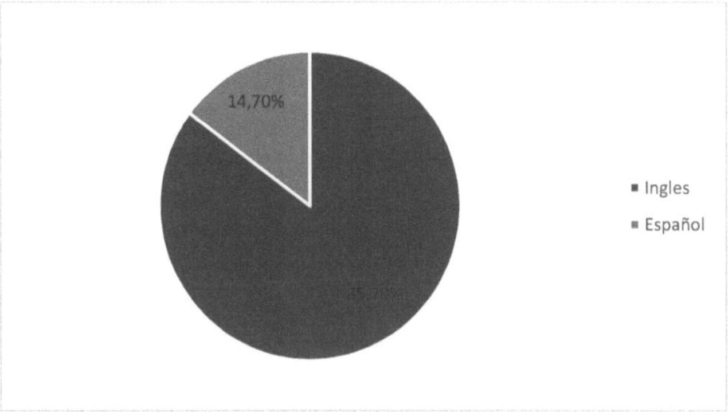

Fuente. Base de datos

Interpretación:

De los 34 artículos seleccionados, se observó que 5 se encuentran en el idioma español, representando el 14.7%, mientras que los artículos en ingles predominaron con un número de 29 artículos, que representan el 85.2%.

b)   Clasificación de los artículos según el año de publicación

El estudio incluyo artículos publicados en los últimos 5 años, los cuales se encuentran clasificados en la siguiente tabla:

Tabla 6. Clasificación de los artículos según el año de publicación.

Año de publicación	Artículos	Porcentaje
2018	6	17,6%
2019	13	38,2%

2020	3	8,8%
2021	4	11,7%
2022	6	17,6%
2023	2	5,8%

Interpretación:

Los artículos seleccionados se encontraban publicados en los últimos 5 años, de los cuales se encuentran clasificados de la siguiente manera: 13 artículos fueron publicados en el 2019 representando el 38.2%, siendo este el año en donde la mayoría de la bibliografía fue encontrada, seguido de los 6 artículos publicados en el 2018 representado el 17.6%, en el año 2022, se encontraron 6 artículos representando el 17,6%, en el año 2022 se encontraron 4 artículos que representa el 11,7% , 2 artículos publicados en el 2023 que representa el 5.8%, debido a que la culminación del año todavía no se ha dado.

c)   Clasificación de los artículos según la base de datos

La revisión sistemática estaría compuesta por bibliografía, la cual sería extraída de las diferentes bases de datos, que se representaran mediante la siguiente tabla.

Gráfico 4. Clasificación de los artículos según la base de datos.

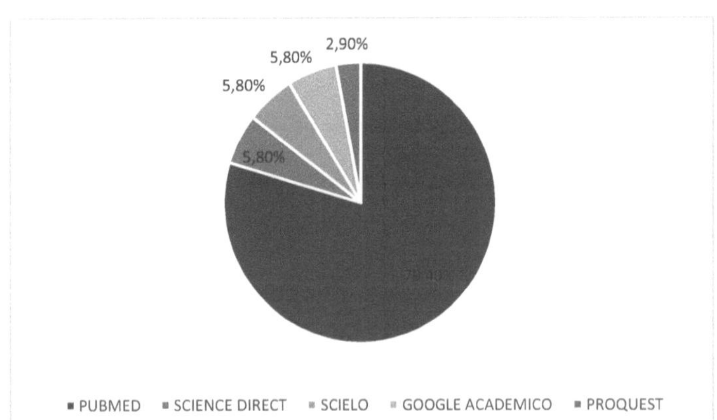

Fuente. Base de datos obtenidas por el autor.

Interpretación:

La base de datos Pubmed fue de donde se extrajo la mayoría de artículos con un número de 27, que representa el 79,4%, de las bases de datos Science Direct, Scielo y Google Académico, se lograron extraer 2 artículos de cada base, que representa el 5,8%, mientras que 1 artículo se obtuvo de la base de datos Proquest que representa el 2,9%.

d)   Clasificación de los artículos mediante cuartiles

Tabla 7. Clasificación de los artículos mediante cuartiles.

Numero	Cuartil	Porcentaje
10	Q1	29,4%
17	Q2	50%
2	Q3	5,8%
5	Q4	14,7%

Fuente. Base de datos obtenidas por el autor.

Interpretación:

Se han seleccionado solamente artículos que pertenezcan a revistas que estén dentro de los cuartiles Q1 – Q4, los cuales son indicadores para evaluar el índice de impacto, de los cuales 17 (50%) artículos pertenecen al cuartil 2, siendo revistas con un factor de impacto medio, en tanto que 10 (33.3%) artículos pertenecen a revistas con el más índice de impacto, perteneciente al cuartil 1, 5 (14,7%) artículos pertenecen al cuartil número 4 y dos artículos pertenece al cuartil 3.

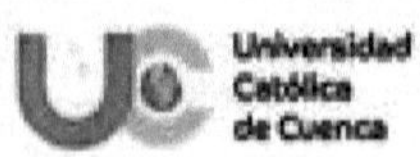

<table>
<tr><td></td><td>**AUTORIZACIÓN DE PUBLICACIÓN EN EL REPOSITORIO INSTITUCIONAL**</td><td>CÓDIGO F – DB – 30
VERSION 01
FECHA 2021-04-15
Página 1 de 1</td></tr>
</table>

Jimmy Javier Molina Verdugo portador(a) de la cédula de ciudadanía Nº 0302893086. En calidad de autor/a y titular de los derechos patrimoniales del trabajo de titulación "Actualización de neuralgia del trigémino. Revisión sistemática", de conformidad a lo establecido en el artículo 114 Código Orgánico de la Economía Social de los Conocimientos, Creatividad e Innovación, reconozco a favor de la Universidad Católica de Cuenca una licencia gratuita, intransferible y no exclusiva para el uso no comercial de la obra, con fines estrictamente académicos y no comerciales. Autorizo además a la Universidad Católica de Cuenca, para que realice la publicación de éste trabajo de titulación en el Repositorio Institucional de conformidad a lo dispuesto en el artículo 144 de la Ley Orgánica de Educación Superior.

Azogues , 05 de octubre de 2023

F: _______________________________

Jimmy Javier Molina Verdugo

C.I. 0302893086

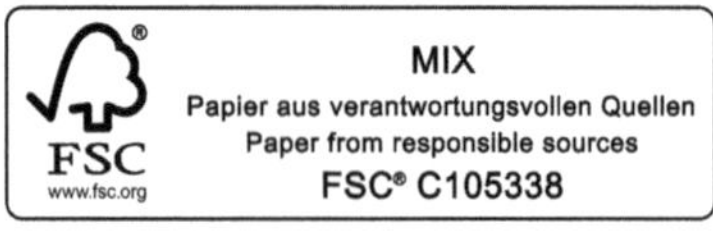

Printed by Books on Demand GmbH, Norderstedt / Germany